身体がゆるめば
願い事がどんどん叶う

引き寄せヨガ

皇村祐己子 皇村昌季

東洋出版

「愛の矢で射られた者だけが、
愛の力を知るのです」

── マハトマ・ガンディー

Only he
who is smitten with the arrows of love,
knows its power.

── Mohandas Karamchand Gandhi

イントロダクション

引き寄せヨガとは

引き寄せヨガ――。このタイトルに興味をもって本書を手に取ってくださった方はどれだけいらっしゃるでしょうか。

「引き寄せブームもここまできたか」「私はヨガ歴30年よ！　そんな流派聞いたことないわ」「いくらなんでもヨガで引き寄せは無理でしょう。体操なのに」「トンデモ本かしら？」などなど……。いろんな声が聞こえてきそうです。

あなたが今、どんなふうに思ってくださっていてもかまいませんし、どんな流派のヨガをされていても、もしくはヨガ経験がゼロでももちろんかまいません。不思議なことといってるなあくらいの軽い気持ちで読み進めていただけたら幸いです。

今回、私たちがお伝えする「引き寄せヨガ」が一体どんなものか、先に答えをいってしまいましょう。

引き寄せヨガとは、健康で美しくなりながら、どんどん願いを叶えていけるという魔法のようなヨガなのです!!

ますます怪しいと思っているかもしれませんね……。

もったいつけずに種明かしをしてしまいます。引き寄せヨガのルーツは、ラージャ・ヨガというヒマラヤの伝統ヨガにあります。ラージャとは王様を意味し、あらゆるヨガの元祖となっているものです。

私たちは夫婦でヨガを教えていますが、このラージャ・ヨガのエッセンスを継承し、現代人に合うようにアレンジしてみなさんにお伝えしています。

ここでひとつ質問させてください。あなたはヨガってどんなものだと思ってらっしゃいますか？　ヨガのイメージでもかまいません。いかがでしょうか？

たとえば、

・健康的
・エクササイズ
・美容体操みたいなもの
・ハリウッドセレブやモデルさんがやっている
・女性に人気がある
・オリエンタルで怪しい感じ
・身体が柔らかくなる
・へんなポーズをとる
・早起き
・自然派
・スタイルがよくなる
・おだやかな気持ちになれる

などなど、ヨガの経験があるとないとでは、違いがあると思いますが、だいたいこんなイメージをもっている人が多いのではないかなと思います。もちろん、どんなふうに思ってくださっていてもけっこうです。

個人個人のイメージの差はあるとしても、現在ひろまっている一般的なヨガは、心身のバランスを整えるフィットネスのひとつとして、すっかり市民権を得ていると思います。

ヨガで引き寄せられるわけ

では、私たちのお伝えしているラージャ・ヨガと、あなたが思っているような一般的なヨガとの違いはどこにあるか。それは第一に、フィットネスが目的ではないということです。

ラージャ・ヨガでもアーサナ（いろいろなポーズをとりながらの体操）はしますし、呼吸法もします。パッと見は、あなたが知っているヨガと、やっていることはさほど変わらないように見えるかもしれません。

しっかり見た目のスタイルも整っていきますし、内側から健康にもなります。お肌だってピカピカになります。でも、そこがゴールではないのです。

ラージャ・ヨガの真の目的は、心が健やかになること。この「心がいつも健やかである」というのが、ミソです。でも、マインドという意味での心ではありません。

ヨガでは〝心〟には浅く粗い部分から、深く細やかな部分まで色々なレベルがあると考えています。ラージャ・ヨガが目的としているのは、とても深く、とても細やかな、スピリチュアルなレベルの〝心〟を健やかにすることです。

それは実は**ものすごーくパワーを秘めている**んですね。なんといっても常に心が健やかな状態に自分を保っていると、ちょっとイメージしただけで、望むものがどんどん引き寄せられてしまうのです！

願望を引き寄せるためにヨガをしているのではちっともなく、あくまで心身を健やかにするためにヨガをしていたとしても、自動的にほしいものを引き寄せる状態ができあがってしまい、引き寄せ力がアップするということなのです。

「そんなバカな〜！」と思っているかもしれませんね。ヨガにフィットネスのイメージを強くもっている人は、全然ピンとこないかもしれません。

少しずつお話ししていきますが、今日的なヨガが間違っているといいたいのではありません。私たちは、ラージャ・ヨガの「スピリチュアルに健やかな心」という到達点から外れることなく、現代人に合うようにアーサナの順番ややり方を工夫したり、呼吸法や瞑想をとりいれるようにしてお伝えしていった結果、生徒さんたちから、以下のような報告をどんどんいただくようになったのです。

♡会社がうまくいきだした！
♡10年ぶりに最高の彼氏ができた！
♡理想の相手と結婚した！
♡20年来の病気がなおった！
♡思わぬ大金が入ってきた！
♡突然大きな仕事に抜擢された！
♡夢の海外暮らしができた！

はじめから引き寄せヨガをつくろうとしたわけではなく、ラージャ・ヨガの教えを守りつつやっていたら、いつのまにか引き寄せヨガができていた、もっというと**ヨガ本来の姿はもともと引き寄せの教えだった**、というのが本当のところなのです。

また、私たちは夫婦でヨガを教えるかたわら、夫は医学研究者として脳の働きや自律神経との関係など、ヨガと瞑想を科学的に研究しています。ひょっとすると科学的な見地からも、この引き寄せヨガの効果を実証できる日が近い将来おとずれるかもしれません。

そういったいろいろな視点も交えながら、みなさんにヨガの「**本当の姿、本当のすごいパワー**」を知ってもらいたい、役立ててもらいたい、そしてみなさんにもっと幸せになってほしい、本書にはそんな願いをこめています。

ダイナミックに願いが叶う！

あなたがこの引き寄せヨガをマスターすると、今後どんな問題が起こっても、どんな悩みができてもだいじょうぶ。自分の問題は自分で解決できるようになります。

思い通りに人生を自由にクリエイトしていけるようになり、毎日が楽しく、心地よく、充実したものになります。不満や不安がなくなって、笑顔の毎日が当たり前になってきます。

「あ〜幸せだな。ここにいるだけで幸せ。自分でいるのがうれしい！」

そんな状態になれるのです。

「でもでも、ヨガなんてやったことないし、身体も硬いし……」と思っている人もいるかもしれませんね。でも、心配ご無用！

あなたは、わざわざインドにヨガ修行に行く必要はないですし、２００時間のティーチャートレーニングを受ける必要もありません。もちろん、毎朝４時起きして太陽礼拝のポーズを１０８回やるなんてことも全然必要ありません。新体操の選手や中国雑技団員のようなぐにゃぐにゃの柔らかい身体になる必要もありません。はっきりいって、願望を引き寄せるのに、それは逆効果かもしれません。

今日のエクササイズ的なヨガも、本来は魔法のような力をもっていました。なぜなら、ヨガのルーツはお伝えしたようにラージャ・ヨガにあります。そこから発展し、あらゆる方向に枝分かれし、形を変えていくなかで時の流れとともに、ヨガの本当に大事な、本質的な部分が失われていってしまったのです。

本書は、そういった意味で、ヨガをすでに知っている方にとっては、その概念を一変させてしまうものになるかもしれません。しかし、ただのエクササイズだと思っていたヨガが、お腹のぜい肉がとれるのといっしょに、願いごとまでスイスイ叶っていくものだったら、どんなにかステキだと思いませんか?

引き寄せヨガは、とても簡単で、純粋に気持ちのよいヨガです。動きとしてはとにかくシンプル! 身体が硬くてもまったく問題ありません。

なのに効果は宇宙レベルに本気でダイナミックです。きれいになる、健康になるは、もはや当たり前!

☆びっくりするようなチャンスがめぐってくる!
☆憧れの人と仕事ができる!
☆みんながうらやむような彼氏ができる!
☆困ったことが起きても、いつのまにか片付いている!

☆想像以上の収入が入る！
☆いつも心が余裕と自信に満ち満ちている！
☆何をやってもうまくいく！
☆特に何もしなくても、幸福に導かれていく！

こんな状態が苦労なく自然にやってきます。私たち自身やたくさんの生徒さんが自らの体験で実証済みですから、これは大げさな話ではありません。ただヨガ５０００年の教えを正しく実践した結果なのです。

ヨガをすでにやっていても、いなくても、引き寄せヨガをすれば、誰だってハッピーに願いが叶う引き寄せ体質になれるのです!!

この一生ものの素晴らしい魔法の習慣を手に入れて、どんどんなりたい自分になっていきましょう。

もくじ

2章　図解 引き寄せヨガ実践編

3章　自分大好き！　魔法の心をつくる

4章　もっと引き寄せたいあなたへ

1章

身体をゆるめて、願望の種をまく

身体をゆるめると、引き寄せられる

早速ですが引き寄せヨガのやり方を説明しましょう。

ヨガで身体をゆるめる、そこですかさず願いごとをする！

以上です！　とっても簡単でしょう？　ヨガをやっている人にしてみたら、「楽勝だわ！」って思うかもしれません。逆に、「えーっ？　ヨガをやってるのに引き寄せられない、願いなんて叶わないわよ！」って思っている人もいるかもしれませんね。実は、引き寄せヨガにはポイントがあります。多くの方が思っているヨガとはちょっと違うコツがあるんです。

一般的にヨガをすると、心身ともに気持ちがよく、リラックスできるといわれています。実際ヨガをしてそのように感じている人も多いでしょう。引き寄せヨガも、それは同じです。でも、そのリラックスのレベルが一般的なヨガと引き寄せヨガとは違うのです。

引き寄せヨガのリラックスの度合いは、もうとてつもないレベルです。それはそれは筆舌に尽くしがたく気持ちがいいスーパーリラックス状態になれるのですね。そのとき、身体は本当の意味で、ユルユルにゆるんでいます。そこにすっと願いごとを唱えると、あれよあれよというまに願いが叶ってしまうというわけなのです。

まだまだ、信じられない、「あやし〜！」って思っている人もいるかもしれませんが、それでもかまいません。

なぜ、引き寄せヨガが本当の意味で身体がゆるむのか、そして、なぜそこで願いごとをすると叶うのか、説明していきましょう。

そのまえに、引き寄せヨガの一連の流れを次のページでお伝えしましょうね。

BASIC VERSION

引き寄せヨガ基本の流れ

一連の流れは、次のとおりです。呼吸は基本「吐いて、吸う」で1回。各アーサナごとに5回ずつ鼻で呼吸します。腹式呼吸、胸式呼吸にこだわらず、気持ちよく呼吸してください。リラックス時は自然な呼吸でお休みし、緊張時は自然な呼吸より少し早目の呼吸でもオーケーです。

START

① リラックス ←

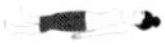

シャヴァ・アーサナ（自然呼吸で力を抜く）

② 緊張 ←

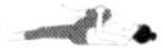

ガス抜きのポーズ（引っぱって5呼吸・左右）

③ ゆるめる ←

シャヴァ・アーサナ（自然呼吸で5呼吸お休み）

④ 緊張 ←

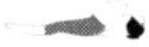

魚のポーズ（キープして5呼吸）

⑤ ゆるめる ←

シャヴァ・アーサナ（自然呼吸で5呼吸お休み）

⑥ **緊張** ← ヨーガ・ムドラー（腕をしぼって5呼吸）

⑦ **ゆるめる** ← 安楽座のポーズ（自然呼吸で5呼吸お休み）

⑧ **緊張** ← ネコのポーズ（吸って反る・吐いて丸まる）

⑨ **ゆるめる** ← ワニのポーズ（自然呼吸で5呼吸お休み）

⑩ **緊張** ← コブラのポーズ（キープして5呼吸）

⑪ **ゆるめる** ← ワニのポーズ（自然呼吸で5呼吸お休み）

LAST

⑫ **スーパーリラックス** ← シャヴァ・アーサナ（自然呼吸で力を抜く）
&願望の種まき！☆

GOAL

潜在意識に願望がするりと渡されて願いが叶う!!

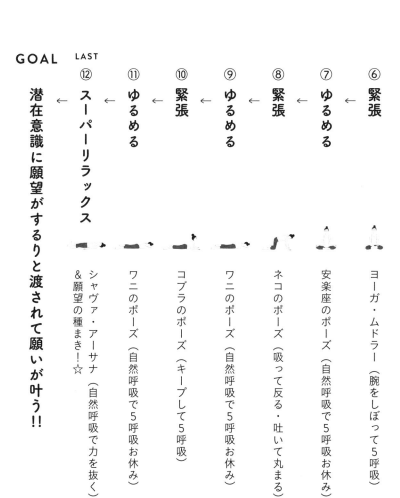

アーサナは緊張&リラックスのサイクルを繰り返すのがコツ！

いかがでしょうか。一つひとつのアーサナ（ポーズ）のやり方は次章で説明しますが、引き寄せヨガの一番の特徴は、緊張のポーズとゆるめるポーズを繰り返すことです。

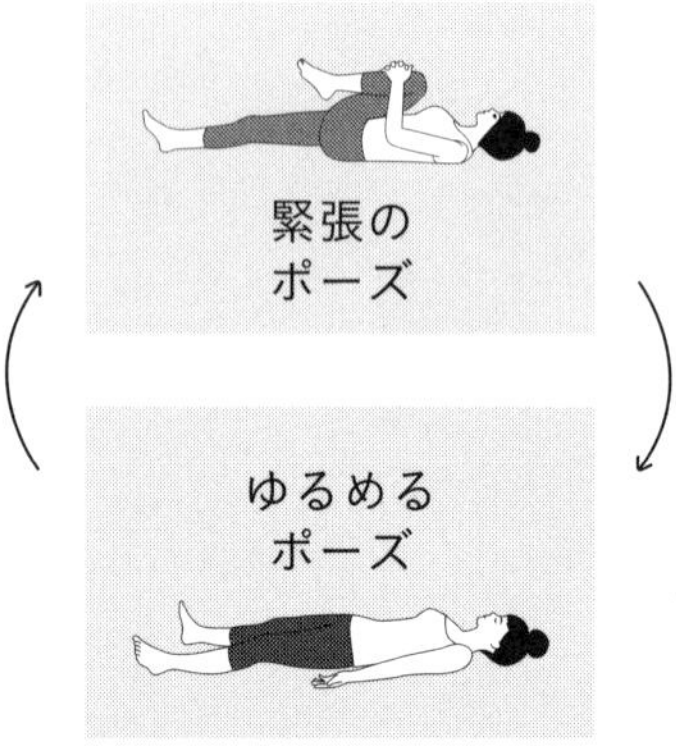

緊張とリラックスの繰り返しでスーパーリラックス状態に！

動きのあるポーズをとりながら少しだけ身体を緊張させて、5呼吸。そのあとお休みのポーズでゆるみながら、5呼吸。そんなふうに、緊張とリラックスのサイクルを繰り返していきます。

人の全身の働きを司っているのは、**自律神経**です。自律神経にはふたつあり、活動時や昼間に活発になるのが交感神経、安静時や夜に活発になるのが副交感神経です。

この自律神経は、脳の視床下部というところがコントロールセンターになっているのですが、忙しすぎる現代人は、視床下部が過敏になっていて、なにかあるとすぐに交感神経が過剰に反応してしまいます。

意識がつねに外に向いているので、電車が遅れた、上司に怒られた、恋人からメールの返信がこない、雨が突然ふりだした……そんなちょっとしたことでもすぐ過剰に反応してしまうのです。それが、心と身体の緊張につながるのですね。

実は、あなたの人生の質を決めるのは副交感神経なのです。自律神経の点から説明すれば、過敏になった視床下部を休ませて、副交感神経の活動レベルを上げることさえできればあっというまにリラックスできます。

ゆるまない状態というのは、それだけで苦しいものです。

緊張が強いと血行が悪くなり呼吸も浅くなるので、肩が凝ったり、頭痛もちだったり、さまざまな肉体の症状としてあらわれます。自分でいることがとても居心地の悪いものになってしまいます。

ヨガをすると気持ちがよいと感じるのは、呼吸が深くなり、副交感神経が高まって身体がとてもリラックスした状態になるからです。後ほど説明しますが、身体と心はつながっていますから、身体がゆるむと心もゆるみます。心がゆるむとさらに身体がゆるみます。そうすると、ああしよう、こうしようと思わなくても、そのままの自分でいることを居心地よいと素直に思えるようになります。

この「居心地がいい」という状態がポイントです！ 居心地がいい自分を、必ずあなたは好きになります。居心地よくて気持ちがいい状態は、リラックスがうまくできている証拠でもあるのです。

アーサナのやりすぎはNG

しかし、そのヨガのやり方にはコツがあります。ただがむしゃらにアーサナをしても逆効果かもしれません。リラックスどころか、かえって交感神経の活動を活発にしてしまいます。

たとえば、身体が硬いのに無理なポーズをとったりすると、あっというまに交感神経が働いてしまいますし、ケガにもつながりやすくなります。

また、休みなく次々にいろんなポーズをして、ワンポーズにつき20秒キープというやり方は、そもそも運動量を増やすことが目的ですから、どちらかといえばエクササイズに近いものです。

エクササイズの場合、筋肉に疲労物質である乳酸がたまってきます。当然、やりすぎるとどっと疲れがおそってきます。あなたが身体を動かしたあとに感じる〝まったりとした状態〟は、実はリラックスしたのではなくて疲労感なのかもしれません。

エクササイズ的なヨガの効果は、見た目に明らかです。身体が柔らかくなったり筋肉がついたりということをすぐに実感できると思います。

決してそれがいけないといっているのではありません。健康や美容のため、トレーニングのつもりでやっているということであれば、それはそれで全然かまいません。

モチベーションアップには非常に役立つでしょう。でも、残念ながら、あまり引き寄せ力のアップにはならないかもしれません。

あなたがすでにヨガをやっている場合、もしくはこれからヨガをはじめたいと思っている場合、それがエクササイズ的なものなのか、引き寄せにつながるアーサナなのか、気になりますよね。

まず、一般論としてですが、エクササイズは動的（動きが中心）で、アーサナは静的（安定と保持が中心）です。エクササイズは速い動きで、アーサナはゆっくりです。エクササイズはエネルギーを消耗しますが、アーサナはエネルギーがあふれてきます。エクササイズは疲労しますが、アーサナはリラックスして疲れがとれます。エクササイズは自分をアピールしたり誰かと競争する心が強くなりますが、**アーサナはありのままの自分に気づき自分を大切にする心が育まれます。**

アーサナはどんな流派のヨガでも似たようなポーズや動きをしますから、大切なことは〝どのように〟〝どれだけ〟やるかです。個人差があり人それぞれなのですが、どの程度のレベルを超えるとアーサナがエクササイズになってしまうのでしょう？

実は簡単に見分ける方法があります。あなたがヨガをしたあとに食べたり飲んだり、プロテインやサプリメントをとったりと、外から何かを補う必要があるのであれば、それはエネルギーを消耗しているということですから、エクササイズになります。

筋力や柔軟性のアップにはなると思いますが、あまり引き寄せ力のアップは期待できないでしょう。

あなたがアスリートでないのであれば、スポーツやエクササイズは、あくまでも、「汗をかいて、爽快だわ！　気持ちいい」と思える程度にしてくださいね。ヨガは疲れた身体のケアにとても効果的です。ヨガで疲れた身体をヨガでケアするって、ほんと笑い話みたいですよね。笑えませんけど（笑）。

身体からアプローチする成功法則

引き寄せの法則をご存じの方にとって、ジョセフ・マーフィー博士はおなじみの存在かと思います。

『眠りながら成功する――自己暗示と潜在意識の活用』（ジョセフ・マーフィー著、大島淳一訳、産能大出版部刊）などは自己啓発書のロングセラーとしても有名です。

マーフィー博士は、「自分の望みについてよい想像をしましょう」とか、「自然のなかでくつろぎましょう」とか、「静かな場所で瞑想しましょう」とか、潜在意識を活用するためにもっぱらリラックスしながら願いを具体的なイメージや言葉にすることをすすめています。そして、「心のなかのどこにも争いがなくなれば、あなたの願望は叶えられる」と断言しています。

ただ決定的なちがいは、**引き寄せヨガは身体からアプローチする成功法則**という点です。

お釈迦さまは「肉体は魂を目覚めさせる尊い乗り物」といってますし、伝統ヨガの聖者さまは「肉体は魂へと通じる門」と表現しています。

つまり、**究極の引き寄せ状態になるためには、身体からアプローチする必要がある**のです。

これってものすごいヒントなんですよね。だって、正しく身体からアプローチすれば誰でも引き寄せられるということですから！

マーフィー理論でもくつろぐこと、気分よくリラックスすることがポイントなのですが、人は「身体をゆるめよう、ゆるめよう」「気持ちをリラックスさせよう、させよう」とマインドで思っても、なかなかできません。特に現代人の心と身体はつねに緊張状態にあるといっても過言ではありません。

いつも時間に追われ、PCやスマホとべったり、始終何かを考え左脳ばかり働かせています。

人間関係、満員電車、SNSと何かと気をつかうものに囲まれていますし、娯楽にしても、こみあったテーマパークやショッピングセンター、テレビゲームと、神経をつかうものばかりです。

心は意識を向けたものにくっついていく性質がありますから、心のスピードは上がりっぱなしで、そんな生活をしていてはストレスがたまるのは当然です。

そこで引き寄せヨガなのです！　引き寄せヨガを行う際の大切なポイントは〝**意識化**〟です。それは**緊張している自分とリラックスしている自分を眺めながら行う**ことです。そうすると、神様のエネルギーが流れる経路である自律神経のバランスが整って、身体は信じられないほどゆるむのですね。

筋電図で測ると、ポーズをとりながら緊張とリラックスのサイクルを繰り返すことで筋肉の緊張がとれ、筋電図の針がほとんど振れない状態にまでなります。これが本当にリラックスした状態です。

一方、本人がリラックスしたと感じていても、筋電図で筋肉の緊張を測るとあまりゆるんでいないこともあります。

たとえば、エステ、マッサージ、岩盤浴など、外側からなんらかの方法で物理的にゆるめてもらういろいろなサービスがあります。みなさんもそういうサービスを受けたとき「気持ちイイ～」って思うかもしれません。

でも、筋電図で測ると筋肉の緊張はずっとつづいていて、アイドリング状態なのです。つまり、たとえ本人が「気持ちイイ～」と感じても、実は深くリラックスしていないということです。

身体の戦闘態勢をユルユルに溶かそう！

筋肉の中にはコイル状の筋紡錘《きんぼうすい》という感覚器があります。私たちが日中活動しているときは、その筋紡錘がセンサーとなって筋肉の緊張状態を調節しています。

進化の過程で私たちの祖先は、敵に襲われたり、危険な目にあったら、闘うか逃げるかして即対処しなければなりませんでした。また、獲物がいたらすぐさま追いかける必要もありました。

何かあったらパッと動けるという態勢が必要ですから、筋肉はつねに緊張のアイドリング状態にあるということです。これは闘争・逃走反応といって、人間に備わった本能的に必要不可欠な働きなのです。つまり、外から何か刺激が加わると、すぐさま筋紡錘が反応して交感神経が優位になり、いつでも緊張状態になってしまうということです。

もうおわかりですね。**本能のスイッチを切ってこのアイドリング状態を解除しないかぎり、本当の意味であなたの緊張は解けない**のです。

太古であれば、それは襲ってくる猛獣だったり、獲物のマンモスだったりと、わかりやすいものだったかもしれません。しかし、現代人にとっての敵は、職場の嫌な上司や同僚、家族、仕事のノルマ、将来の不安、金銭問題だったりします。それらが精神的なストレスに姿を変えて意識の中に入り込んでいます。

心の中に敵が同居しているわけですから、あなたは1日24時間1年365日、闘うため、あるいは逃げるためにずーっと緊張しつづけなくてはなりません。

もしいつもこのような緊張状態にあり、うまくリセットできずにいると、どうなるでしょうか。どこかで限界がきますよね。それがさまざまな病気だったりトラブルなのです。


しかし、引き寄せヨガのアーサナで、ゆる〜く、やさ〜しく、緊張とリラックスのサイクルを繰り返していると、筋肉のアイドリングはちゃんと解除することができます。**緊張のスイッチが完全オフに近いところまでいきます。**

こんなに簡単に本能のスイッチを切ることができるのは、ヨガ以外にはないと思います。

そこまでいってはじめて本当のスーパーリラックス状態になるのです。このとき脳波はシータ波（θ波）というアルファ波（α波）よりも深い瞑想の状態になっているのですが、もうふわ〜っとして、それはそれは気持ちがいいものです。

ちょうど寝入りばなに近いような感覚が一定の間つづきます。でも寝ているのではありません。意識はまどろんだ感じでありながら、静かに覚醒しています。

アーサナを連続的に行うエクササイズ系のヨガをしている人は、その究極のスーパーリラックス状態を経験したことがないことのほうが多いかもしれません。裏を返せば、**どれだけ自分が緊張しているか気づいていない**ということです。

前述したように、多くの現代人がふだんから過緊張状態にあります。そこに間違ったやり方でエクササイズ的なヨガをすると、さらに緊張を強めてしまい、健康どころか、身体と心にダメージを与える可能性すらあるということなのですね。

たとえば、ホットヨガの場合、部屋の温度と湿度を上げた状態で運動量の多いアーサナをしますから、やりすぎると疲れてヘロヘロになってしまうでしょう。健康状態によってはかなり危険です。

ヨガは自分の身体と心に、静かに向き合うためのものです。インドでも、わざわざ日中の暑いときにアーサナをする行者さんはいません。

自律神経は温度や湿度に敏感に反応しますから、急激な温度と湿度の変化はそれだけで身体にあまりよくありません。血圧の急激な上昇と急降下を引き起こすからです。

少々きついことをして汗をドバーッとかくと、「運動した！」という達成感がありますし、心の毒までいっしょに流れていってくれたように感じるかもしれません。

専門的には失体感・失感情といいますが、ひょっとするとそう感じるあなたは、ストレスで自律神経のバランスが乱れていて、すでに身体と心のセンサーが鈍くなっている可能性もあります。

まずはありのままの自分の状態に気づいてあげることを最優先しましょう。

心と身体はつながっている

心と身体はつながっています。「心身相関」といって、心の状態と身体の状態はイコールなのです。

だから身体が緊張している人は心も緊張しています。身体だけがゆるんで心が緊張していることはあり得ません。笑いながら怒る人がいないのと同じです。

トーマス・ハンナ（医学博士、感覚運動健忘症提唱者）という、ハンナソマティクスというメソッドを開発した人がいるのですが、彼はまさに身体と心というのは完全に一致しているということを研究していました。たとえば、心が怒っているときは、身体も全身で怒っているのです。内分泌系や自律神経の状態に怒りがそのままあらわれているのです。

ヨガは心を静かにさせるためのものです。心がつねに静かであれば、身体に余計な反応が起きませんから、病気にならない身体を手に入れることができます。いま、もしあなたが慢性的な持病を抱えているとしたら、心を静かにするだけで症状が劇的に改善するか、場合によっては治ってしまう可能性もあるでしょう。

また、スタイル維持や、シェイプアップのためにヨガをしているという人も多いと思います。

「緊張とリラックスを繰り返すヨガだとなんだか物足りない気がする」「ちゃんと身体の締めたいところは締まるのかしら？」と不安に思うかもしれませんが、それもまったく心配いりません。

緊張とリラックスのアーサナを繰り返すことで、しっかり必要な筋肉は強化できますし、締めたいところは、締まっていきます。なによりも**自律神経のバランスが整うと身体が勝手に目指す体型になっていきます！**

お伝えしているように、たくさんアーサナをやればいいというものではなくて、やりすぎると筋肉に乳酸をためこんで疲れがとれなくなってしまったり、場合によっては病気やケガにつながることもあるのです。

ある程度筋肉をつけたいとか、ウエストのくびれがほしいとか、ヒップをきゅっとあげたい、足を細くしたいというのは、この引き寄せヨガのやり方で十分オッケーです。

筋肉隆々のマッチョな身体になりたいという人は、ちょっと無理かもしれませんが、**姿勢がまっすぐ伸び、女性らしいシルエットを描く、しなやかな筋肉**がちゃんとつきます。

もうひとつ、誤解がないように説明しておきたいのですが、身体をゆるめることと、身体を柔らかくすることは違います。

ヨガの流派によっては身体を柔らかくして、難しいポーズをどれだけきれいに取れるかというのを重要視している場合も多いですし、一般的にはそれがヨガだと思われていることが少なくありません。

でも、ヨガは心を静かにさせるためのものであって、身体を柔らかくすることが目的ではありません。新体操やフィギュアスケートの選手などは、とても身体が柔らかいですが、本番で緊張して思うような演技ができないことがよくありますよね。**身体は柔らかくても、ゆるめることができない**からです。

また、ヨガをする場合にもちろん身体が柔らかいに越したことはないのですが、ただ柔らかくすればいいかというと、そんなこともありません。ひたすらストレッチ的にヨガをして柔らかい身体をつくると、筋肉が萎えてしまって伸びきったゴムひものような身体になってしまいます。

筋肉を使うとアンチエイジング効果のある成長ホルモンの分泌がうながされます。**筋肉を使わないヨガをしていると、かえって身体を老化させてしまう可能性があるの**です。美容の観点からも、あまりうれしくないですよね。

そういったヨガを長年つづけている人は、身体はクニャクニャです。でも、筋肉量が足りませんから、身体も心も思いっきりゆるんでしまって、ゆるみ過ぎてしまうのですね。それはそれで、困ったものなんです。

神経がイライラするようなことは少なくなるかもしれませんが、交感神経が高まりませんから、ここぞというときにパワーがでない、なんてことになりかねません。

やはり、せっかくヨガをするのであれば、全体のバランスを考えていただきたいなと思います。今回お伝えしている引き寄せヨガであれば、無理することなく自然に、身体が美しく健康的に進化します！

たった1回クラスに出ただけで、持病だったアレルギーが劇的に改善したり、長年の頭痛や肩こりが治ってしまった人もいるくらいなのです！

成功への入口は身体から

この目に見える健康効果は引き寄せヨガならではの、本当に素晴らしいものだと思います。それがイントロダクションで述べたように、願望を引き寄せながら、美しさも健康も手に入れられる所以です。

心身相関のところでも説明したように、身体と心は連動していますから、身体をゆるめれば自然に心もゆるみます。**実は、ヨガのように身体に直接働きかけることは、意識に与える影響の点からも、ものすごくパワフルなものなのです。**

マーフィー理論しかり、引き寄せメソッドの多くは、大抵、イメージや意識の使い方が中心に解説されていて、マインドだけで引き寄せテクニックを使いこなす内容になっていると思います。

でも、**この引き寄せヨガは、身体から心の深いところに直接働きかけることで、あなたの在り方、エネルギー状態を変えてしまいます。意識しなくとも引き寄せ体質になってしまう**わけですから、その点が大きくちがいます。

言葉は意識を変えるのにとても有効です。でも、万能ではありません、泣いている子供を理屈で納得させるよりも、思いっきり抱きしめてあげた方が早いですよね。

人の身体と心の仕組みは基本的にみんな同じですから、身体から直接心に働きかけるというのは、どんな人にも同じように効果が出やすいという利点があります。**あなたの身体は宇宙のアンテナです！**

マインドだけでやってみて、あの方法もダメ、この方法もダメと引き寄せが上手くいかない人は、ぜひ引き寄せヨガで身体からアプローチしてみてください。

願望の種まきをしよう！

さあ、ヨガでスーパーリラックスできるようになったら、いよいよ願望の宣言をしましょう。いわば、願望の種まきです。ワクワクしますね！

引き寄せには、人のもつ顕在意識や潜在意識といった〝意識の使い方〟がとても大切です。

顕在意識とは、日常で私たちが認識できる意識のことです。あれしよう、これしよう、あれ食べたいな、これは嫌いだわ、仕事しなくちゃ、もう眠たい、などなど……。つまり、私たちはいつも顕在意識とべったり仲良く暮らしています。

一方、潜在意識は無意識とも呼ばれるくらいですから、ふだん私たちはその存在をほとんど無視しています。でもこの潜在意識こそが、実はものすご〜い秘めたパワーをもっているのです。潜在意識は、人が生まれてから体験することの記憶だけでなく、生命維持や老化などのＤＮＡに関係するような部分や、生物の進化の記録、はたまた宇宙全部の記録につながるスーパーコンピューターのようなものだといわれています。実は私たちの人生の何から何まですべてを影で支配しているといっても過言ではありません。いいかえれば、**潜在意識のお仕事は、私たちの命を支え、宇宙とつながり、その生命が最大限に生かされるように働くようにすることです。つまり、あなたが本気で「こうしたい」という願いごとを叶えることは、いわば潜在意識の使命なのです。**

ですから、もし潜在意識にするっと願いを届けることができれば、瞬く間に現実化がはじまります。でも、残念なことにふだんの私たちといったら顕在意識べったりで生きていますから、そうそう簡単に潜在意識にアクセスできないのです。そこで引き寄せヨガなのです。

引き寄せヨガで身体がリラックスしてくると、ふわ〜っとして、ゆる〜っとしてなんとも気持ちがよくなります。

リラックスしているときの私たちの意識は、顕在意識と潜在意識の境目にある前意識というところに降りてきます。そこで何かを望むと、するっと潜在意識に願望が送られ、現実化されるのです！

意識が前意識にあるときの脳の状態は、寝入りばなにうつらうつらする感じに近くなっています。でも、そこで眠ってしまったら、「今自分は自律神経のバランスが整いつつあるんだな」「もうすぐ引き寄せの準備ができるんだな」と思って、遠慮なく寝てください。

はじめのうちは、そういうこともあるかもしれませんが、相手を待ってあげることと、相手のペースに合わせてあげることが愛情です。**引き寄せの準備ができるまで気長に自分を待ってあげましょう。**

ふわ〜んとして気持ちがいいなとなってきたときに、「こうなりたい！」と願望をイメージするだけで、潜在意識に願いが届き、現実化一直線、引き寄せっぱなしの状態になる人もいますが、理想の姿をイメージしながらアファメーション（宣言文）を唱えるとより効果的です。

詳しいやり方は実践編の次章をごらんいただければと思いますが、願望の設定をするとき、妙に現実的になって小さく見積もる必要はまったくありません。

1億円のマンションに住んでみたいのに、「3000万くらいならいけるかな？」とか、10キロやせたいのに、「5キロにしとこっかな」みたいな遠慮はしないでください。

遠慮することは美徳のように思われがちですが、裏を返せば「どうせ叶いっこない」というあきらめだったり、「私なんか」というマイナスのエゴのあらわれにすぎません。社会的なエチケットやマナーと余計な遠慮を混同しないように注意しましょう。無駄な遠慮は、マインドとハートのあいだの争いを生むだけですから、今すぐにやめてしまいましょう。

あなたは好きなものを好きなだけ望んでもいいのです。自分がこうなりたい、あんなふうになりたいとイメージを大きく膨らませてください。

大切なポイントは、あなたが本当に望んでいるかどうかです。マインドで望んでいることと本音がちがった場合、叶うのはあなたの本音のほうです。

どんなに風変りでまわりの人が理解できなくても、それがあなたの本音、つまりあなたが心の底からハートで望んでいることであれば、潜在意識は全力であなたの願いを叶えるために働きはじめます。

できれば、日頃から、あなたの願望をノートやモバイルに書き出しておいて、ヨガをする前にざっと目を通しておくのもおすすめです。

まずは、日頃から**ありのままの自分をしっかりと受け止めて、心の声に耳をかたむける習慣**をしっかりと身につけましょう。

また、注意してほしいのですが、妄想と願望はちょっと違います。妄想は現実的に絶対ありえないことを、あたかもあるかのように盲信することです。

ハリウッドスターとデートしたい、宇宙旅行したい、ベルサイユ宮殿に住みたいなどは、可能性としてはゼロではありませんから立派な願望です。ときには時間がかかることもありますが、いつも幸せな気分でいることが大切です。

あなたが**幸せな気分でいるときに出している波動に、願いを引き寄せる力がありま す**。自分を信じてワクワクしながら引き寄せのプロセスそのものを楽しみましょう。

願望が神様に届きやすい人、届きにくい人

繰り返しになりますが、緊張は引き寄せ力をダウンさせます。引き寄せるために、小さなエゴやマイナスの思いは手放してリラックスすることを忘れないでください。気分よくリラックスしているときがいちばん潜在意識につながりやすい状態なのです。

私たちが同じことをお伝えしていても、願望が潜在意識に届きやすい人と届きにくい人がかならずでてきます。

１００万回願望の宣言をしたのに、全然願いが叶わないという人は、まだまだリラックスが足りないという可能性があります。

私たちの体験からすると、やはり右脳タイプで素直な人は引き寄せ効果がでるのも

抜群に早いようです。逆に、左脳タイプで疑い深かったり、ああでもないこうでもないと考えてしまう人、セルフイメージをなかなか変えられない人は、効果がでにくいと思います。

「効くはずがない」というガンコな思い込みをもっている人、「私なんて」と自己否定している人、「私はこんなもの」と自己評価が低い人、がんばり過ぎてストレスがたまっている人、楽しいことやうれしいことを素直に喜べない人、こういう傾向のある人は、たいてい、心の深いところで自分を嫌っていて認めることができません。

自分が嫌いな人は、自分を変えようとしていつも心の中で闘っています。そのため、つねに緊張しています。ずっと緊張状態でいることが当たり前になってしまって、自分が緊張しているという自覚がありませんから、緊張からリラックスへ切り替えることが難しくなってしまっているのです。

また、こういったタイプの人によくあるのが、一生懸命になりすぎて願望が執着に変わってしまうパターンです。

ガンコな人、がんばっている人は、願望がなかなか叶わないと、どんどん必死になります。引き寄せの悪循環ですね。そして、ついには願望が執着に変わってしまいます。すると、願いはますます叶いません。

さて、そういう人はどうしたらいいでしょう。あきらめることはありません。**いったん引き寄せのことは手放してヨガをすればいいのです！**

とりあえず、願望成就とか考えずに、ヨガで身体を動かしてみましょう。それだけで頭の中の不安、不満、怒り、悲しみ、恐れ、ストレスなどが徐々に溶け出していきます。

ゆったりと呼吸をしながらヨガをしていると、幸せホルモンのセロトニンが分泌されます。脳がリセットされて、心と身体にも余裕ができます。

セロトニンにはストレスを分解してくれる働きがありますから、心にこびりついたネガティブな思いやマイナスのエネルギーを消し去ってくれるのです。だから、ヨガをしたあとは頭までスーッと整った感覚が得られるのですね。

どんなにクヨクヨしがちな人でも、しばらくヨガをつづけていると、気づけば目覚めがいいなと思える朝が増えてきます。同時に、楽しいことを考えている時間が増えたり、ラッキーと思えることも増えてくるでしょう。だんだん引き寄せの良循環に入ってきます。

そう感じたら、そこではじめて、ヨガをした後やリラックスしているときに、これぞという願望を宇宙に向かって何度も繰り返し宣言してみましょう！

「私はかわいくて、モテモテ！」
「仕事で大成功！」
「大きなダイヤをプレゼントされる！」
「海の見える広い庭つきの家に住む！」

どれもこれも、叶うのは時間の問題です。あなたは遠慮なくなりたい自分になっていいのですから！

身体からのアプローチはほんとにパワフルで即効性があります。その意味で、どんなストレス解消法や健康法、自己啓発法もヨガの引き寄せパワーにはかないません。

ヨガをしてありのままの自分を大切にケアしていると、どうしたってあなたは幸せな気分でしかいられなくなってしまいます。あなたは勝手に引き寄せ体質になってしまうのです！

引き寄せヨガ体験談 ①

20年来のアトピーとさよならできた

川浪さくらさん（40代）
アトピー心理カウンセラー

私は20年もの間、アトピー性皮膚炎に苦しんできました。最善の治療法が、世界のどこかにあると信じて疑わず、ピンとくるワークショップやセミナーにくまなく参加しつづける、いわばアトピージプシーだったのです。

そんな日々とさよならできたのが、あるワークショップでの皇村先生ご夫妻との出会いでした。

先生の自己紹介を伺って、私は即座にヨガの個人セッションをお願いしました。先生は私に、なぜ伝統ヨガが素晴らしいのかということを、ポーズよりも、まず数時間の座学で腑に落ちるまで説明して下さり、それから鼻呼吸に留意したポーズを教わりました。

すると、どうでしょう！ なんと、それまであった痒みが、一気にひいていくではありませんか！ アトピーの痒みを、身体中を1万匹の蟻が這っていると表現するなら、その身体中にいた蟻が、大脱走してしまったイメージです。当時、症状が出ているときは、ステロイドでコントロールしていましたが、ステロイド剤以外で、こんなに痒みに効果がある療法があったでしょうか！ いずれはステロイド剤をやめたいと思っていた私は「これだ！」と実感し、毎日少しずつ、ヨガを生活に取り入れはじめました。

仕事中は、スキマ時間にできる簡単なアーサナを教えていただき、さりげなくポーズをとるようにしました。お休みの日は先生の元に通い、ヨガを学びました。

するといわゆる「脱ステ」と呼ばれる辛い状況を経ずに、気が付いたらステロイド剤を塗らなくてよい状態になったのです！　これがどれほどすごいことか、アトピーを持つ方ならおわかりいただけるかと思います。

現在、私はアトピー心理カウンセラーという肩書きで活動しております。自らの体験を生かし、アトピーの方の「心のケア」と「改善策の提案」を行っておりますが、その改善策は、自らの体で実験した治療・改善策のみを、責任を持ってお伝えしております。私自身に効果テキメンだった伝統ヨガについても、皇村先生の元で伝統ヨガのインストラクターの資格を取得し、患者さんへのアドバイスに役立てています。

しかし、個人カウンセラーが出来ることはとても限られています。目下、私が尽力しているのは、「アトピーの方のための医療法人」を設立することです。医療法人設立というのは、大変な事業です。それにもかかわらず、「医療法人設立」を私が決意した途端、最適な医師、ビジネス・パートナー、協力者等々を、日毎、引き寄せつづけております！　素晴らしい人脈が増え、私がその環境の変化に追いつくのがやっとなくらいです！　思い返せばすべてのうれしい変化の発端は、やはり皇村先生と伝統ヨガとの出会いからでした。

健康と満たされた日常に感謝しております。

引き寄せヨガ体験談②

「こうなったらいいな」と思ったらすぐ、現実化一直線状態に！

カオラインさん（40代）
経営者・アーティスト

人が行きたい場所に行くためには手段があります。自分で歩くか、何かに乗るか、そのどちらかです。

今までの人生は、どこかに行きたいな、誰か乗せてくれないかな、と思うと私の目の前に車が止まってくれました。

でもその車は、改造車だったり、日本に数台しかない高級車だったり、ときには白煙をあげているポンコツ車のこともありました。こんな車ではどこに連れて行かれることやらと思いつつも、目の前に来たのだからと乗ってしまったこともあります。

今回のヨガは、これまでのどの車とも違っていました。出逢いは２０１４年８月のことです。お写真に写る皇村先生ご夫妻を拝見して、とにかくすぐに教室に申し込みました。

それから月一度だけのレッスンでしたが、ヨガをはじめて４ヶ月目ごろから、今度の車は道路を走らず、まるで宇宙船に乗っているような動きをしはじめたのです。

・カフェのようなことをしたいなと思ったら、１週間後にリフォームの済んだ居抜きのカフェ物件があるので一緒にカフェをやらないかと誘われた

・引っ越し先に気に入ったマンション物件を見つけたが、すぐ他の人の入居が決まってしまった。3ヶ月後に、同じ建物の最上階の部屋が空き、希望のマンションの一番良い部屋を借りられることになった。さらに大家さんから、「ちょうど内装をリフォームするので好きな床、壁、建材を選んでよい」といわれた

・女性雑誌に掲載されることになり一気に仕事が増えた

・会社をつくることになり、驚くほどスムーズに起業できた

・手伝ってくれたらいいなと思っていた友人が、仕事を手伝いたいと申し出てくれた

・体重が3キロ、ウエストが6センチマイナスになりとても体が軽くなった

・偶然見かけたフランスのファニチャー会社のFacebookのニュースを見て何か役に立てることがあるかも？　とメールしたら、「ちょうどデコレーターを探そうとしていた」ということで、仕事をさせていただくことになった

・念願だったサロンをオープンすることができ、賛同してくれるアーティストの作品を展示するという夢を実行に移せた

この他にもあげればきりがないほどの動きになっています。今の私は心に迷いや不安などが一切なく、いつも大きな存在と共にいる感じです。たとえると、宇宙の粒子でできた見えない羽で飛んでいるような感覚です。皇村ご夫妻とヨガに心から感謝しています。

2章

図解 引き寄せヨガ 実践編

それでは、たった15分でスーパーリラックス状態になれる「引き寄せヨガ」実践プログラムについて詳しく説明しましょう。

○さあ準備

【服装】

締めつけの少ない服装で、自分が快適なものを。

【場所】

静かで自分が落ちつける場所を確保しましょう。テレビや音楽、余計な香りはないほうがよいでしょう。必要に応じて、ヨガマットやバスタオルをひいてください。

【時間帯】

自分がやりたいと思うときで構いませんが、夕方から夜の時間帯にすると、睡眠の質がさらによくなってグッスリ眠れるでしょう。

【その他】

すべての動きはゆっくり行います。気持ちがいいことが最優先、ポーズの正確さにはこだわりません。アーサナは痛くなるほど負荷をかけません。半分くらいの力で、痛気持ちいい〝手前〟程度が理想的です。

次のポイントを守りましょう。

①　目は閉じたままです
②　鼻で呼吸します
③　自分を意識化して身体の状態を感じます

【効果】

願望の成就は、健康、恋愛・結婚、家庭、仕事、お金、人間関係、自己実現、本当の幸せ、その他、どんなことにも効果テキメンです。

START

POSE 1

リラックス

シャヴァ・アーサナ

（自然呼吸で力を抜く）

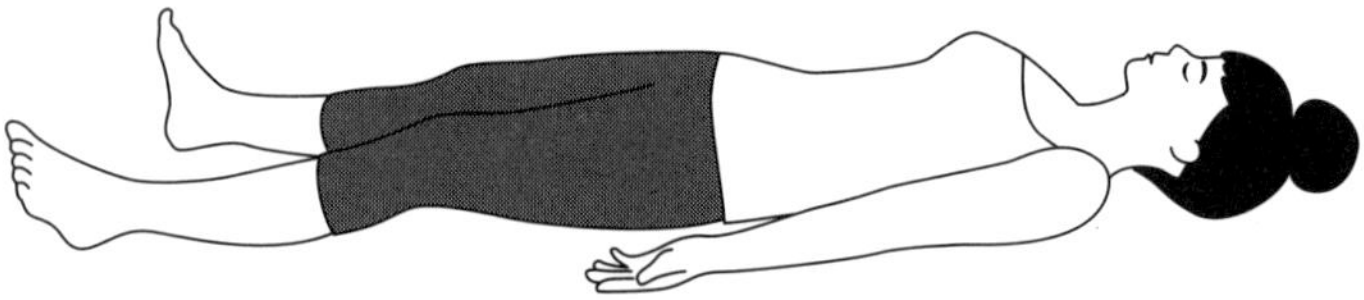

ゆっくりと仰向けで横になります。両腕は身体から少しはなして両足を肩幅くらいにひろげましょう。手のひらを上に向けて、目を閉じ、全身の力を抜いて完全に脱力します。鼻で自然に呼吸しながら、自分の身体の状態をよく意識して感じます。

POSE 2
緊張
ガス抜きのポーズ
（ひざを引っぱって5呼吸・左右）

ゆっくり息を吸いながら左ひざを引きつけ（①）、同時に上体を起こして鼻先を左ひざにつけます（②）。ひざが鼻先につかない人は、痛くない程度に引きつければオッケーです。

両手で左ひざを抱え込んだまま、両手で軽くひざを引っぱりながら鼻で5呼吸。姿勢をキープしているあいだ身体が緊張しているのを感じます。5回目の息を吐いたら、次の息を吸うと同時に手を放して力を抜き、息を吐きながらゆっくり手足を床にもどして脱力します。次に足を替えて、同じ動作を行います。

①

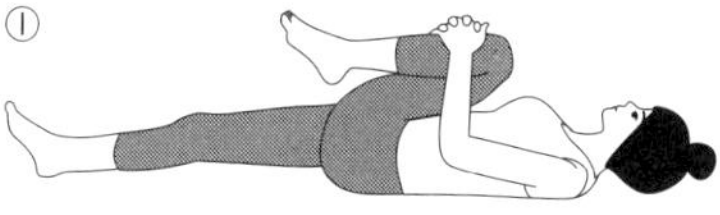

↓

②

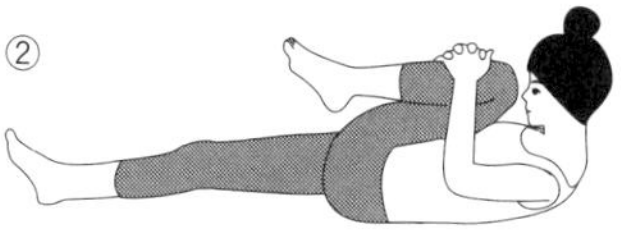

POSE 3
ゆるめる
シャヴァ・アーサナ
（POSE 1と同じ・自然呼吸で5呼吸お休み）

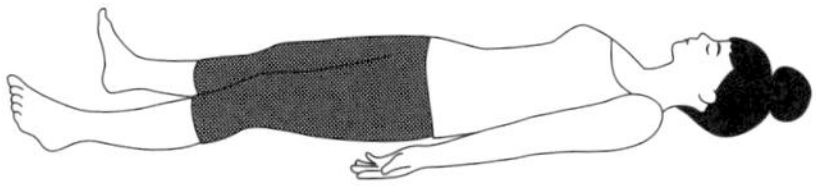

身体がリラックスしているのを感じます。

POSE 4

緊張

魚のポーズ

（姿勢をキープして5呼吸）

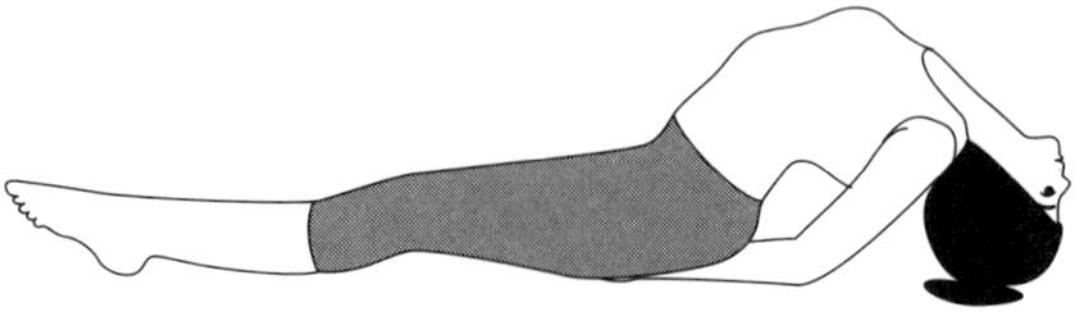

仰向けの状態で足をそろえ、左右の手をそれぞれお尻の下にしきます。両ひじで胸を押し上げて、頭のてっぺんを床につけてささえます。

この姿勢をキープしたまま鼻で5呼吸します。姿勢をキープしているあいだ身体が緊張しているのを感じます。5回目の息を吐いたら、次の息をゆっくりと吸いながら背中を床にもどします。両手をお尻から抜き、ゆっくり息を吐きながら脱力します。

POSE 5

ゆるめる

シャヴァ・アーサナ

（POSE 1と同じ・自然呼吸で5呼吸お休み）

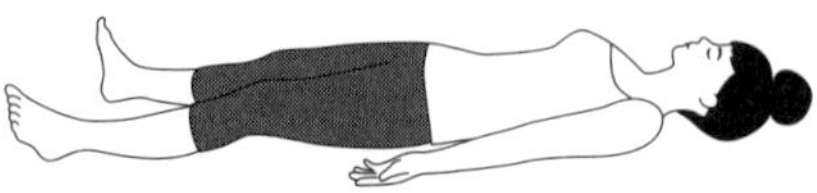

身体がリラックスしているのを感じます。

POSE 6

緊張

ヨーガ・ムドラー

（腕をしぼった姿勢で5呼吸）

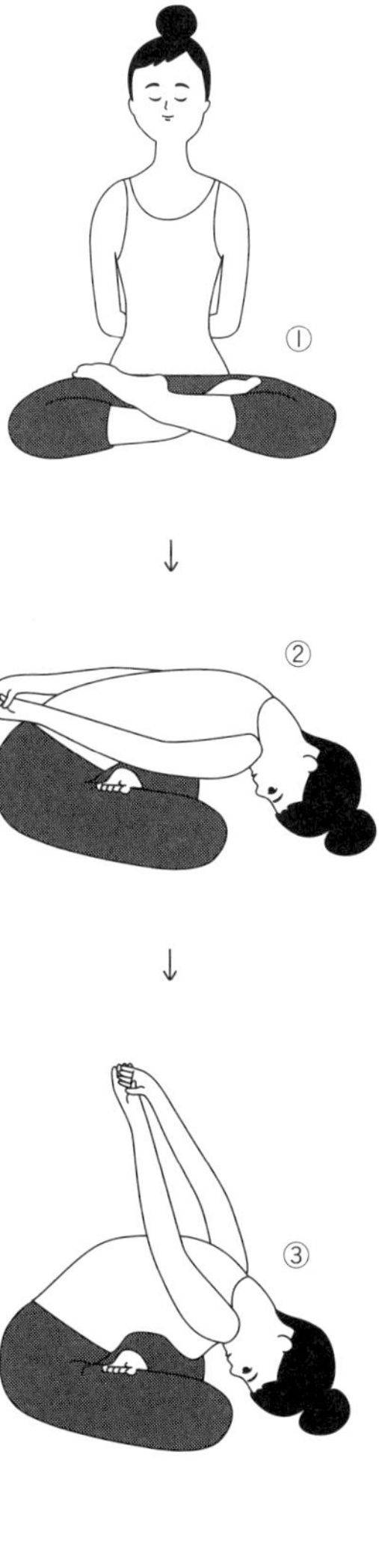

あぐらまたは安楽座（P62、POSE 7）で座り、息を吸いながら身体のうしろに両腕をまわして手を組みます（①）。そのまま息を吐きながら上体を前にたおし（②）、前屈したまま両腕をしぼり上げます（③）。その状態をキープしたまま鼻で5呼吸。姿勢をキープしているあいだ身体が緊張しているのを感じます。

5回目の息を吐いたら、両腕をしぼったまま次の息をゆっくりと吸いながら上体を起こします。

上体が起きたら組んでいた手をほどき、同時に力を抜いて、息を吐きながらゆっくりと両手をひざの上にもどして脱力します。

POSE 7

ゆるめる

安楽座のポーズ

（自然呼吸で5呼吸お休み）

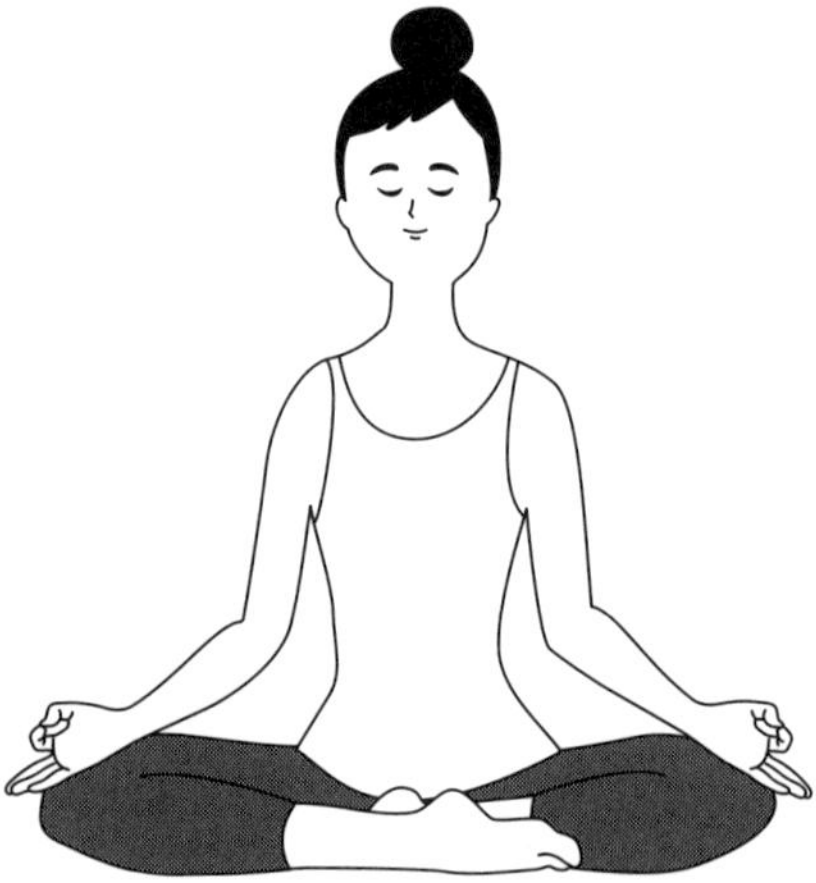

床の上に座り、片方のかかとを股関節に引きつけ、さらにもう片方のかかとも引きつけます。両手はひざの上に手の平を上に向け、親指と人差し指で輪をつくり、その他の指は自然に開いておきます。身体がリラックスしているのを感じます。呼吸法や瞑想でも使えるポーズです。

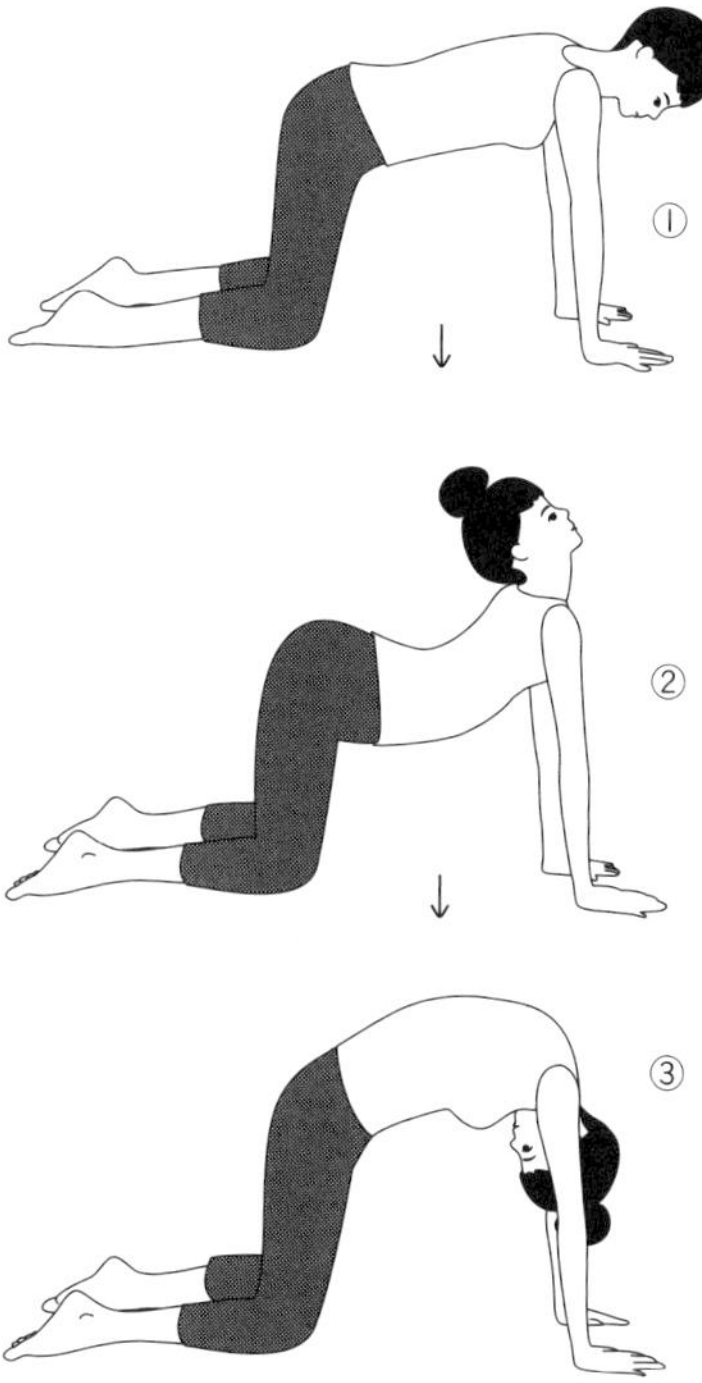

POSE 8

緊張

ネコのポーズ
（息を吸って背中を反る・吐いて丸まる）

床の上に四つん這いの姿勢になり両鼻から息を吐きます（①）。両肩とお尻の位置は動かさずに、息を吸いながら頭を上げて胴体を反らせ、反りきった位置で息を1秒止めます（②）。次に息を吐きながら背中を丸めていき、丸めきった位置で息を1秒止めます（③）。反りきったとき、丸まりきったときに、身体が緊張しているのを感じます。吸って反る・吐いて丸まるの動きを2ラウンド繰り返したら、床にうつ伏せになります。

POSE 9

ゆるめる

ワニのポーズ

（自然呼吸で5呼吸お休み）

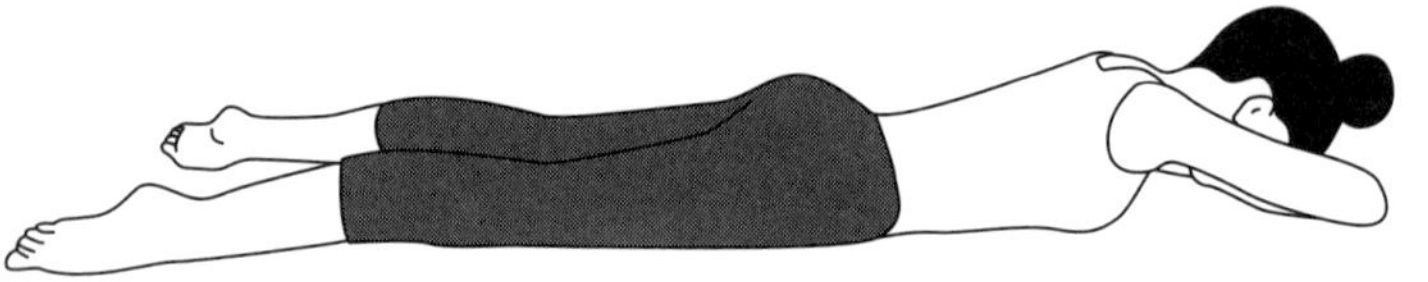

うつ伏せになり両足を肩幅にひろげ、両手のひらを重ねてその上にアゴか額《ひたい》をのせます。身体がリラックスしているのを感じます。

POSE 10

緊張

コブラのポーズ

（姿勢をキープして5呼吸）

うつ伏せで額を床につけ、肩のあたりの床に両手をつきます。ひじを伸ばしながら、頭から首、胸、腰へと順番に身体をうしろに反らせていきます（①）。ひじを伸ばしきった姿勢をキープしたまま鼻で5呼吸します（②）。背中を反らす姿勢がつらい人は、ひじを床につけたままでもかまいません。姿勢をキープしているあいだ身体が緊張しているのを感じます。

5回目の息を吐いたら、次の息を吸いながら目をあけて、息を止めたまましばらく天井を見ます。

目を閉じて、ゆっくり息を吐きながらひじをまげて上体を床にもどし、脱力します。

①

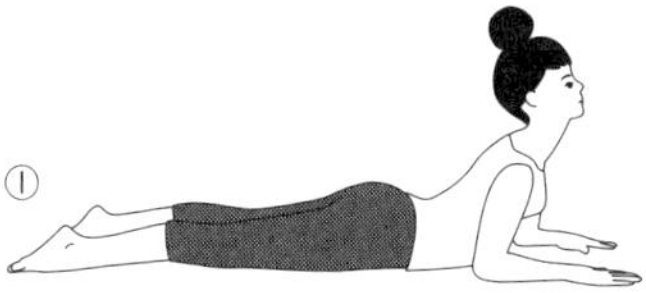

↓

②

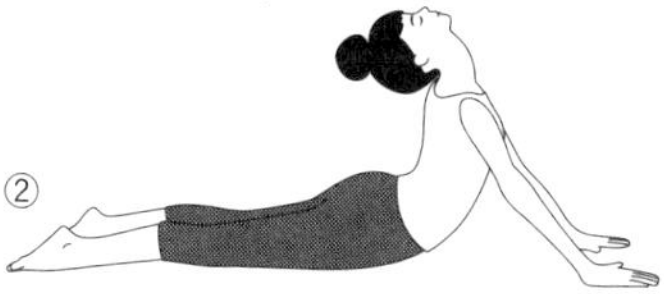

POSE 11

ゆるめる

ワニのポーズ

（POSE 9と同じ・自然呼吸で5呼吸お休み）

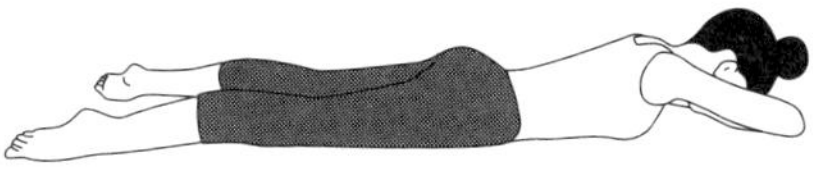

身体がリラックスしているのを感じます。

LAST

POSE 12

スーパーリラックス

シャヴァ・アーサナ

（POSE 1と同じ）＆願望の種まき

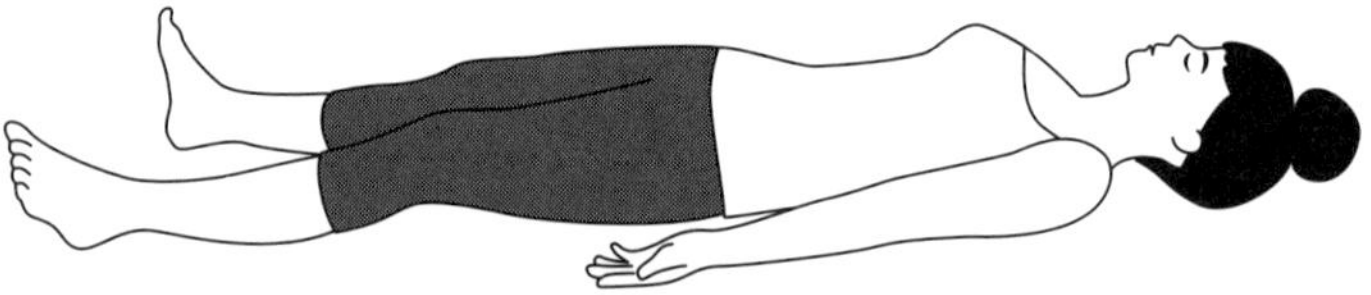

シャヴァ・アーサナになり、無理に息を吐こうとか吸おうとせず、鼻で自然に呼吸しながらお休みします。自然な風が体に出入りするのを感じながら、完全に力が抜けて深くリラックスしている自分をよく意識して感じます。

ここですかさず！　願望の種をまく

アーサナで**緊張とリラックスのサイクルをつくりながら身体に意識を向け**、緊張している自分とリラックスしている自分を眺めつづけると、ストレスで過敏になった視床下部をお休みさせることができます。副交感神経の活動レベルがどんどん上がり、サイクルを繰り返すたびにより深いリラクゼーションが得られるのです。最終的には筋肉のアイドリングが止まり、ちょうど寝入りばなに近いような感覚が一定の間つづくスーパーリラックス状態になります。

意識は顕在意識と潜在意識のちょうどあいだ、いわゆる前意識状態です。つまり、**潜在意識の世界への入口が、ポッカリと開いているのです。**

もちろんこのスーパーリラックス状態が、あなたの願望を宇宙に解き放ち、潜在意識に届ける最大のチャンスです。

ここで、すかさず願望をイメージし、アファメーションをしましょう。

アファメーションは、あなたの願いを潜在意識に届ける宣言文です。

「願いが叶ってほしい」（願望形）、「願いが叶いました」（過去形）、「願いが叶いつつあります」（進行形）、「願いを叶えます」（決意形）など、いろいろなつくり方があります。

あなたの思いや信念が強くて、心の中のどこにも迷いがなければ、どのような言い方でも効果はありますが、言霊の力で自分を浄化しながら同時に引き寄せたい場合は、現在進行形か決意形でアファメーションすることをおすすめします。

願望形だと、願っている状態のあなたが実現してしまい、いつまでたっても願いが成就しないことがあるからです。また、過去形だと、実際はまだ願いが叶っていない状態で「叶いました」といっても、心のどこかでそれを否定する気持ちが働いてしまう可能性があります。**心の中に迷いがあると、いくらアファメーションしても効果がありません。**

進行形と決意形をおすすめする理由は、嘘がないからです。事実に反することを口にしているわけではないので、あなたは心の中に余計な葛藤や争いをかかえることはありません。

アファメーションするときは次のふたつがポイントです。

・どういうプロセスで願いが叶うのかは一切考えない
・ゆっくりと子守唄のように繰り返す

アファメーションの例
○恋愛「神様の愛と、おとりはからいで、私は理想のパートナーにめぐりあいます」
○家庭「私は、心から私を望んでいる愛情深い人と結婚して、幸せに暮らします」
○仕事「いつでも必ず必要な助けが差し伸べられて、私は仕事で大成功します」
○お金「いまこの瞬間も無限の富が流れ込み、私はお金持ちになりつつあります」
○趣味「私は好きなことを好きなだけ全部楽しんで、豊かで幸せな人生を送ります」
○健康「健康が私の本来の姿です。いまこの瞬間も私は健康になりつつあります」

「この世は心の合わせ鏡」というヨガの格言があります。自分の心の中にあるイメージが、現実を作っているという教えです。ですから、願望はリアルにイメージできたほうが、より潜在意識に届きやすくなります。日頃から、映画や雑誌の切り抜き、憧れの人の写真などを集めてよく見ておくのもおすすめです。ただし、手段と目的のとりちがえには十分に注意してください。

たとえば、あなたがお金持ちになることを望むとします。潜在意識は万能で無限の富の根源でもありますから、あなたが望めば、いくらでもお金をさずけてくれるでしょう。でも、よく考えてください。あなたが本当に望んでいるのは、お金そのものではなく、お金を手にするプロセスで体験できる人とのかかわり、楽しさや満足感、お金によって得られる自由や大切な人を幸せにしてあげられる喜びではないでしょうか。だから、ただ「お金がほしい」ではなく、お金が手に入ったあとで体験できる、それを使う楽しさや、美しいものに触れる素晴らしさ、自分の好きなことに好きなだけチャレンジできる幸せ、世の中の役に立てる喜びを味わっている自分を具体的にイメージすることがポイントです。

お金はあくまでも手段です。お金が手に入ったら、どうしたいのか。それがあなたの本音ですから、目的まで具体的にイメージして潜在意識にアクセスしましょう。願いが叶った自分の姿を、感謝の気持ちとともに実感できるまで何度もイメージしてください。感謝できる人の願いは叶うことになっています。それが宇宙の法則です。

慣れてきたら……。引き寄せヨガ、ショートバージョン

引き寄せがうまくいってるな、自分をゆるめてリラックスできるようになったなと思う人は、忙しくて時間のないときなどは短くしてやってみましょう。

ヨガをやったことのない人、運動不足の人は、身体をならすつもりで、しばらくのあいだショートバージョンからはじめてみてもいいかもしれません。

一連の流れを行ってもいいですし、5種類のポーズの中から好きなものを1つ選んで、緊張とリラックスのサイクルを何度か繰り返したり、2つ、3つを好きに組み合わせてみてもいいかもしれません。

ただし、めんどくさいという理由でショートバージョンばかりをするのでは効果半減。潜在意識はとても素直なのです。〝めんどくさい〟というあなたの本音をくみとって「めんどくさいこと」を実現してしまいかねません。注意しましょう。

SHORT VERSION

図解　引き寄せヨガ ショートバージョン

＼ START ／

① リラックス

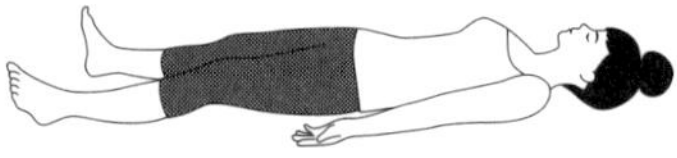

シャヴァ・アーサナ
(P58、POSE 1)

↓

② 緊張

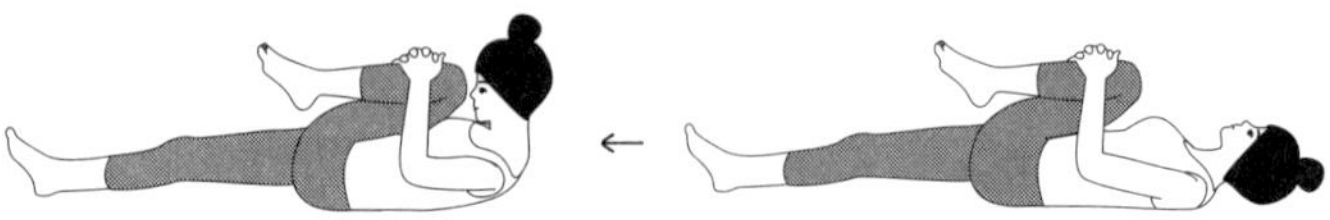

ガス抜きのポーズ
(P59、POSE 2)

③ ゆるめる

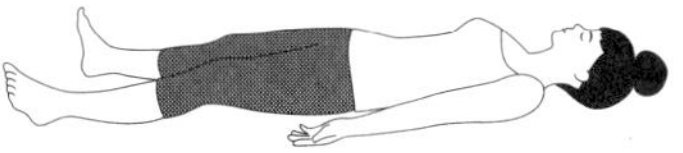

シャヴァ・アーサナ
（①と同じ）

↓

④ 緊張

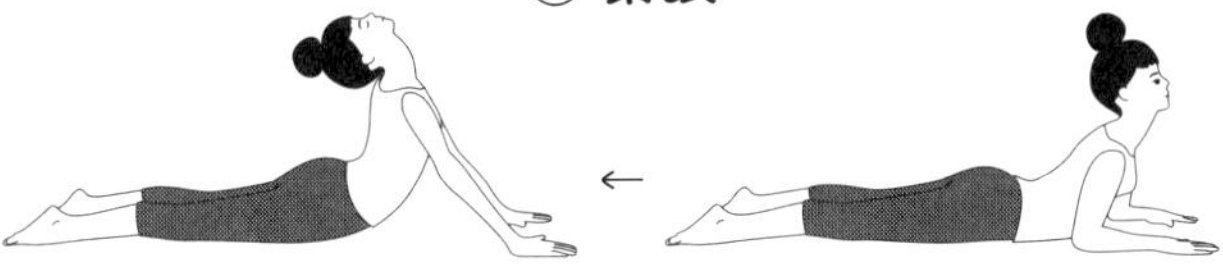

コブラのポーズ
（P65、POSE 10）

↘

⑤ ゆるめる

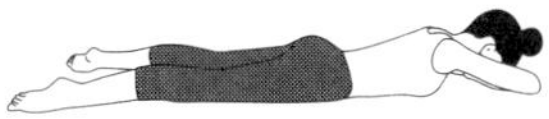

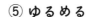

ワニのポーズ
（P64、POSE 9）

←

＼LAST／

⑥ スーパーリラックス

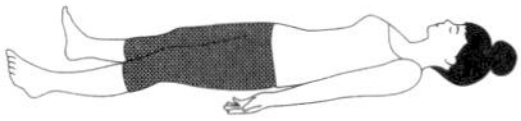

シャヴァ・アーサナ
&願望の種まき！
（P66、POSE 12）

呼吸法

アーサナに慣れてきたら、呼吸法もぜひやってみましょう。呼吸法はアーサナよりも、あなたの心の状態、つまり自律神経の状態を一瞬で変化させる力があります。なぜなら呼吸法は、肉体レベルから入り、プラーナという〝気〟のエネルギーをコントロールする効果があるからです。

①心が元気になる呼吸

「アグニ・プラサーラナ」（火の呼吸）という早いリズムの呼吸法です。

鼻から強く吐いてお腹をへこませ、鼻から自然に吸ってお腹をもとにもどす呼吸を、1秒に1回くらいの速さでお腹をペコペコさせながら、ちょっと激しめに連続して行います。**交感神経が活性化して心拍数が上がり、エアロビクス（有酸素運動）効果があります。**

あいだに自然呼吸でお休みを入れながら、1セット目は20回、2セット目は30回、3セット目は40回と回数を増やしていって、3セットでおわりにします。セットごとに自然呼吸で息をととのえながら自分をよく感じましょう。

〈ポイント〉
・イスに座るか安楽座で行う
・立った状態でもOK
・上体を姿勢よくたもつ
・上体を動かさない
・顔の筋肉はゆるめる
・空腹時に行う
・血圧の高い人、持病のある人はやらない
・生理中、妊娠中はやらない
・たくさんやりすぎない

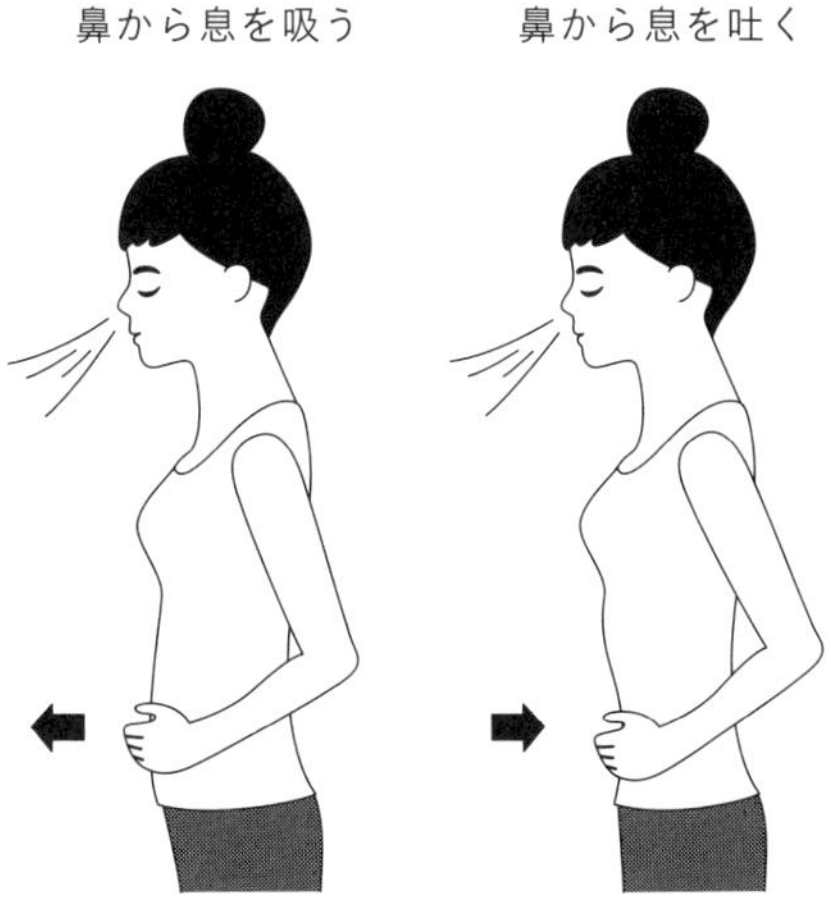

②**幸せになる呼吸**

「スカ・プラーナーヤーマ」という1対2の比率呼吸です。

鼻からゆっくり息を吸いこみ、吸ったときの2倍の時間をかけてゆっくりと息を吐いていきます。吐くときは鼻からでも口からでもかまいません。呼吸が2倍つづかないという人は、それでもかまいません。2倍のつもりで、今できる限りで長く吐くようにします。くりかえすうちに、できるようになるでしょう。

とても簡単な呼吸法ですが、**ネガティブな感情が抑えられるだけでなく、副交感神経が活発になって免疫力が高まることが医学的に確認されています。**

この呼吸法は、立ったままでも、まわりに誰かいてもできますので、移動中や、職場、なにか大事な場面など、いつでもどこでも心を落ち着かせるためにぜひためしてみてください。

緊張が強くてなかなかリラックスできない人は、横になってもかまいません。夜布団の中で行って、そのまま寝てしまいましょう。

〈ポイント〉

・イスに座るか安楽座で行う
・目を閉じる
・上体を姿勢よくたもつ
・顔の筋肉はゆるめる
・リラックスして行う
・鼻から吸って
・鼻か口から吐く
・5分から10分つづける

③脳の緊張をとる呼吸

「ブラーマリー」というハチの羽音（ハミング）を身体の内側から全身にひびかせる呼吸法です。

鼻から深く息を吸いこんで、「ン～」とハミングしながら音の振動を頭から身体全体にひびきわたらせます。

声を使ったとても簡単な方法ですが、**脳の緊張がとれてポジティブな感情が高まります。また集中力がついて瞑想がしやすくなります。**

軽く奥歯を噛みあわせると、より内側からのバイブレーションを感じることができるでしょう。

〈ポイント〉

・イスに座るか安楽座で行う
・目を閉じる
・上体を姿勢よくたもつ
・軽く奥歯を噛みあわせる
・声は内側にひびかせる
・頭から足先まで順番に音の振動を感じていく
・吐き切ったら1秒間音の余韻を感じとる
・数ラウンド繰り返す

瞑想

　呼吸法まで進んだら、瞑想にも取り組んでみましょう。瞑想はアーサナや呼吸法よりもっと細やかなエネルギーを扱い、潜在意識につながる方法です。アーサナと呼吸法というのは、瞑想に入りやすい下地をつくることができます。「引き寄せヨガ」プログラムを実践しているあなたは、よりスムーズに瞑想に入ることができるはずです。

瞑想の準備（意識の集中）

　まず、ひとりになれる場所で静かに座ります。背筋を伸ばして上体の姿勢をよくし、両手をももの上に軽く置きます。このとき手のひらを上に向けてもOKです。もしくは、手のひらを上にして身体の前でかさねます。
　目を閉じて、顔の筋肉をゆるめて軽く微笑みを浮かべ、肩の力を抜いて鼻先に意識を向けます。

そのまましばらくの間ゆっくりと深めに呼吸します。鼻で吸って、鼻か口から吐きながら、出入りする空気の流れを感じつづけます。

意識が集中してきたら瞑想に移ります。次の2種類の瞑想を1セットで行いましょう。


瞑想①「フォーカス・アテンション瞑想」（5〜10分）

呼吸と連動したお腹の動きを意識しながら、鼻先とお腹の間で行ったり来たりする空気の流れだけに注意（アテンション）を向けつづけます。注意がそれてもあわてないこと。ゆっくりと空気の流れに意識をもどしま

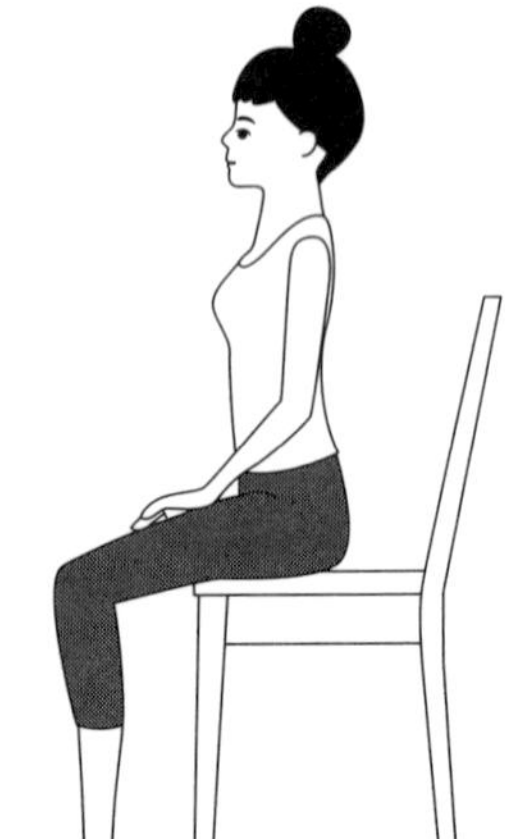

しょう。

瞑想②「オープン・モニタリング瞑想」（5～10分）

フォーカス・アテンション瞑想の注意集中状態を解いて、意識があらゆる方向に向いた状態（モニタリング）に切り替えます。心の中に青い空を思い浮かべて、五感で感じる感覚、思考、感情はすべて流れる雲として、ただ眺めつづけます。

最後に、胸の前で合掌して自然呼吸します。しばらく自分を感じてから静かに目をあけます。

ヨーガ・ニドラー（セルフ誘導瞑想）

引き寄せ力の高い人は、幸せな気分でリラックスできる人です。ですから、意識的に1日の中で自分をゆるめてくつろぐ時間をもつことが大切です。

そこで、ちょっとした空き時間をつかって、いつでもどこでも簡単に自分をゆるめる方法を伝授いたしますね。「ヨーガ・ニドラー」というセルフ誘導瞑想です。

シャヴァ・アーサナで行っても、イスやソファーに座った状態で行ってもOKです。

①まず右足のつま先からスタートして、足の裏、足の甲、足首、ふくらはぎ、ひざ、ひざの裏、さらにももの力を上に向けて「○○はゆるんでいる」と順番に力を抜いていきます。右脚の付け根もゆるめましょう。

右脚が終わったら、次は左足のつま先からスタートして、同じように力を抜いていきます。両脚の付け根までゆるめたら、つづいてお尻の力を抜いて、下腹部、お腹、おへそのまわりの順にゆるめます。

身体がゆるんでいるか自分でわからなかったり、もしくはゆるめにくいところがあるかもしれませんが、厳密になりすぎなくて大丈夫です。「○○はゆるんでいる」と素直に思うことが大事です。

②次に、背中側をゆるめていきます。腰からスタートして上へと背中をゆるめていきます。肩甲骨のまわり、両肩のうしろをゆるめたら、そのまま両肩の前、胸、みぞおち、お腹、下腹部をゆるめます。

胴体をゆるめたら、次は右腕の付け根からスタートして、上腕、ひじ、前腕、手首、手の甲、手のひら、手のすべての指の順番で指先までゆるめます。右腕が終わったら、次は左腕の付け根からスタートして、同じように力を抜いていきます。

③両脚と胴体、両腕がゆるんだら、最後は頭部です。まず首のうしろをゆるめます。そのまま頭のうしろ、頭のてっぺん、ひたい、こめかみ、眉毛、目、耳、鼻、ほ

ほ、口、あごの順番に力を抜いていきます。

顔全体の力が抜けたら幸せな気分で微笑んでいる自分を感じます。首の前もゆるめ、最後にもういちど両肩の力を抜きます。

④全身が完全にゆるんだら、静かにゆっくりと意識を体から抜け出させて、上へとあげていきます。天井の高さまであがったら、そこから力無く横たわる自分の肉体を眺めてみましょう。次に、天井に浮かんだ意識をさらに上へとあげていき、建物を抜け、青空を抜け、自分が宇宙に浮かんでいるのを感じます。

無限にひろがる宇宙に溶け込みながら、あなたは大きな存在にもどっていきます。肉体

シャヴァ・アーサナ

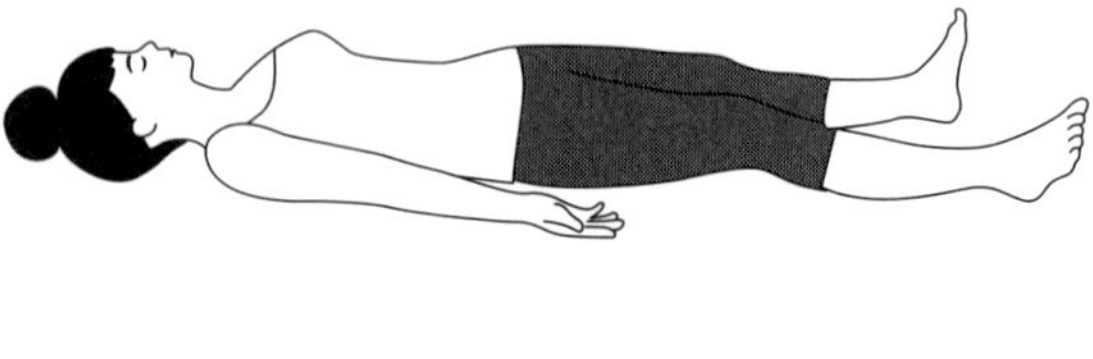

から解放された自分本来の自然な状態は、とても心地よくて幸せな気分です。あなたは無限の力で満たされ、完全な自由と歓喜につつまれています。

無限の存在と1〜2分のあいだひとつになったら、その歓喜と至福の思いのまま、意識を下へ下へとおろして、ゆっくりと自分の肉体に意識をもどしていきます。

⑤そのままうつらうつらした状態で、あなたの願望を生き生きとイメージしましょう。そしてアファメーションをゆっくりと子守唄のように繰り返します。

「引き寄せヨガ」プログラムのスーパーリラックス状態の代わりに、夜布団にはいってからヨーガ・ニドラーで全身をゆるめ、願望をイメージしてアファメーションを繰り返しながら、そのまま寝てしまってももちろんかまいません。

引き寄せヨガ　Q＆A

Q1　どうしても身体がゆるまないのですが。

A　一連の引き寄せの前に、声を出すトレーニングをしてみましょう。ゆっくりと鼻から深く息を吸って、「ア〜」と声を出しながら息を長くゆっくりと吐き切ります。これだけで一気に副交感神経が活発になり身体がリラックスしてきますので、3回つづけてやってみてください。

Q2　ちょっとしたことですぐにムッとしたり、イライラしたりしてしまいます。

A　感情のコントロールには「ウジャーイー」という呼吸法をためしてみてください。のどに意識を集中して少し締めるように細め、できるだけゆっくり鼻から息を吸って、できるだけゆっくり鼻から吐きます。ノドで〝クー〟という空気の摩擦を感じながら、心が静まるまで1〜2分つづけてみましょう。

Q3　引き寄せたいことがたくさんあります。ひとつの願いにつき、一連の引き寄せヨガをやらないといけませんか？

A　引き寄せ体質になってしまえば、どんな願いでもそれがあなたの本音であれば必ず実現します。願望の数に合わせて「引き寄せヨガ」プログラムの回数を増やす必要はありません。まずは、「あれもほしい、これもほしい」「あれもしたい、これもしたい」というマインドを静かにさせ、今の自分に満足して感謝することからはじめましょう。

Q4　どれくらいで効果がでてくるものですか？

A　早い人は「引き寄せヨガ」をはじめてすぐに小さなシンクロが起きはじめます。小さなシンクロ体験を大切に受け止めていると、1ヶ月から3ヶ月ぐらいで引き寄せが起きはじめます。1年で人生が劇的に変化した人もたくさんいますが、もちろん個人差があります。引き寄せは、あなたにとって最高最善の結果が最高最善のタイミングで起きますので、幸せな気分でワクワクしながら待ちましょう。

Q５　途中で寝てしまいます。やり方が間違っているのでしょうか？

Ａ　リラックスすることが苦手な人は、「引き寄せヨガ」で心身の浄化がはじまったとたん、とても眠くなります。これはふだんちゃんと使われていなかった副交感神経が働いて身体と心がゆるんできたサインです。ですので寝てしまっても全然問題ありません。引き寄せ体質になってくると、途中で寝てしまうことはなくなってきますから心配はいりません。あなたのペースで楽しくつづけてください。

Q６　ヨガと一緒にする運動でおすすめのものはありますか。

Ａ　ウォーキングがおすすめです。リズミカルに一定の時間歩きつづけると、脳の栄養剤といわれるベータエンドルフィンや幸せホルモンと呼ばれているセロトニンを増やすことができます。これがたっぷり出ていると、気分が高まって、ものごとを楽天的に考えられるようになります。身体が動きやすい夕方にウォーキングすると、さらにダイエット効果も高まります。

引き寄せヨガ体験談 ③

フランス人男性とパリの地下鉄で運命の出会い！

坪井美由紀さん（50代）
会社経営

皇村先生ご夫妻を知ったきっかけは、翻訳家の山川亜希子さんのメルマガでした。

翌日開催されるラージャ・ヨガの会にまだ残席がある、というメッセージを読んだ途端、衝動にかられ、即申し込みました。

当時住んでいた実家が会場に近く、ヨガが好きだったからというのも申し込んだ理由のひとつですが、長年パニック障害のような発作に悩み、対処法を探していたことが本当の理由でした。

20代の後半から理由もなく突然夜中に息苦しくなる症状があり、その後は断続的に改善したり悪化したりを繰り返していました。

しかし、薬を処方されるのが嫌で医師にかかったことはありませんでした。代わりに、何か自分に合ったセラピーや代替療法はないものかと探すうち、精神世界の本を多読して山川さんのメルマガに辿りついたのです。会場では亜希子さんのご主人の山川紘矢さんが受付をされていて「ポーズは簡単。緊張とリラックスのリズムをつかむことだけに集中して」とアドバイスしてくださいました。

レッスンはヨガに関する講義、瞑想の準備のための実技（アーサナ、呼吸法）と盛り沢山でしたが、私は、ひたすら「緊張」と「リラックス」のサイクルと、正しい呼吸法をマスターすることだけに集中しました。特に、スカ・プラーナーヤーマという呼吸法が心底リラックスするのに役立ちました。この呼吸法の後に瞑想すると気持ちよくて、最初の頃は本気で寝入ってしまったものです。

その後は、皇村先生から月2回のペースで正しいヨガの知識を学ぶと共に、ひたすら「緊張」と「リラックス」を繰り返すうち、心が落ち着いてくるようになりました。

仕事で大勢の外国人を前に英語で講義をしなければならないことがあるのですが、以前なら緊張でドキドキしたのが、ひとりになれるスペースを見つけて前述の呼吸法を数分間実践するだけで、余計な緊張が解け、話す内容に集中できるようになりました。だんだんと自分をコントロールできるようになり、気がつくと、パニック障害への恐怖など、もはや遠い昔の記憶のように感じている自分がそこにいました。

同時に「引き寄せ」現象も起こってきました。仕事で、事務所のスタッフに「こんなとき○○さんが助けてくれたら」と話した途端に本人から電話がかかってきて本当に助けられたり、必要なものが自然に整ってくるようになってきて、スタッフは私を驚きの目でみています。２０１１年に独立し、当初は大変だった私の個人事務所はちょうどヨガをはじめた頃と時を同じくして、次々に新規契約が舞い込み、収入も増えて、どんどん実現したかった方向に進みだしたのです。

ヨガをはじめて半年くらいのある日、旅先のパリの地下鉄でひとりのフランス人男性と出会いました。地下鉄で15分ほど会話したのですが、最初からなにか懐かしいような親近感がありました。

それがきっかけで、日本に帰国してからも彼とメールや電話で頻繁にやり取りするようになったのですが、不思議なほどお互いの興味の対象が一致することに気づきました。そして、出会って10ヶ月目に婚約しました。

以前は「運命の出会い」などと聞くと「ふん、ばかばかしい」と懐疑的だったのですが、まさか現実にわが身に起こってしまうとは、ただ驚くばかりです。

実は9年前にロンドン留学からもどった際、欧州と日本を半年ごとに行き来して暮らしたい、日本贔屓《びいき》の欧州の男性と結婚なんかできたら、などと調子の良い白昼夢に浸ったことがありました。そんな何年も前のたわいない願望が、まさか現実化するとは！

幸福の連鎖は今もつづいています。仕事、人脈、私生活に次々奇跡が起こり、毎日が感謝感謝です。仕事をしていれば当然に面白くないことも起こりますが、深刻さはなく、いやなことはサッと通り過ぎます。今、ここにあるのは幸せと感謝だけ。皇村先生ご夫妻のヨガに出会えて本当によかったです。

もしこの本を読んでピンとくる方がいらっしゃいましたら、直感には即従ったほうが幸せへの近道ですよ、とほんの少し先輩面をして、感謝の言葉とさせていただきます。

引き寄せヨガ体験談 ④

サポートしている選手たちが、続々表彰台に！

鈴木颯人《はやと》さん（30代）
スポーツメンタルコーチ

私はスポーツメンタルコーチとしてプロ選手やオリンピックに出る選手のメンタル面をサポートしていますが、その活動と同時に、この仕事に興味をもつ指導者や親御さんからの依頼で、スポーツメンタルコーチの育成講座を開くための資料を準備しておりました。そんなとき、皇村先生ご夫妻と出会ったのです。

スポーツの世界では極限の集中状態を「ゾーン」と呼びます。様々な文献を読みながら、仏教の「無礙《むげ》」の考え方にとても興味を引かれました。さらに仏教の勉強を積み重ねていくうちに、仏教のルーツであるインド発祥のヨガを学ぼうと思い立ち、皇村先生の下、女性限定開催にもかかわらず無理を承知で受講させていただくことができました！

ヨガの教えでもある「身体と心は繋がっている」。これは私自身もコーチングで日々伝えていることです。

当時、首や肩のコリが酷かったのですが、皇村先生のお話とアドバイスで、椅子に座りながらのヨガをしただけなのに肩の凝りが劇的に改善されビックリしました。

また、私はもともとアトピー体質で、顔の一部にまでステロイドが必要になり不安がとても増していましたが、ヨガの教えに基づいて日々の生活習慣を見直してみたところ、学びはじめて3〜4ヶ月後には、身体の痒みが嘘のように消えました。お陰様で、自分の結婚式ではとてもいい表情で写真に写ることができました！　今ではすっかり健康になって、心身ともに清々しい毎日を送っております！

自分の身体の問題だけでなく、仕事面においても素晴らしい成果が出ています。

私がサポートしている選手たちに、ご指導いただいたヨガの考え方や呼吸法を伝授したところ、海外の大会で優勝し日本人初となる歴史的快挙を果たしたり、アマチュアで活躍していた選手が突然日本のトップ3に入ったりと、呼吸とヨガでここまで結果が出たのはビックリです！

まだまだヨガを極めたわけではないですが、これからも皇村先生のご指導のもとヨガの叡智を学びつづけたいと思っております。

引き寄せヨガ体験談⑤

すべての問題の原因は、自分自身にあると気づくことができた

R・Sさん（30代）
会社員

人間関係や仕事など、様々なストレスから、心身ともに疲れて果てていた私は、ヨガをすることで、その疲れがとれるのではないかと思い、ふと先生方の教室に参加してみました。

ヨガについてほとんど知識がない私にとって、ヨガはストレッチのような、一種の健康体操のようなイメージでした。しかし皇村先生のヨガは、もっと深い観点からのものでした。

はじめてのクラスは、「命」や「魂」のお話からはじまり、その後実技——アーサナ、呼吸法、瞑想を一連の流れでゆっくり行うといった内容でした。

「運動」というイメージが強かった私にとって、あまり激しい動きもしないので、「本当に心身ともにすっきりするのだろうか？」という思いがありましたが、帰宅後、とても心が落ち着き、心地よい自分を感じました。

クラスで先生がいつもおっしゃる「自分自身の心の状態を常に客観的に観る、あるがままの状態を観ることが大切」ということを実際に実践してみると、自分自身の人間関係のストレスの原因は、自分が被害者という観点から常に物事をとらえてしまうことにあった

とわかってきました。

　自分自身の抱える様々なストレスは、自分自身でコントロールできるということが、次第に身体と心を通してわかるようになってきました。

　すべての問題の原因は、自分自身にあるということに気づいてから、心や身体の緊張がほぐれ、様々な状況に直面してもあまり疲れを感じなくなりました。それと同時に、私の周囲の状況も変わっていきました。

　私が必要だと思われることにどんどん出会えるようになりました。「どう、問題を解決しよう」と思ったときに、その解決の糸口になる人に出会ったりということも、たびたび起こるようになりました。

　数年前から、アフリカに行き、壮大な大地で現地の方々と一緒に歌い、踊ってみたいという夢をもっていましたが、その思いが通じたのか、実際に現地の村に滞在するツアーへのお誘いがありました。ツアーに必要なお金とお休みがタイミング良く入り、まもなくセネガルに行きます。

　自分自身の身体の声や心の本音に素直に耳を傾け、日々の生活を送っていくうちに、自分自身や自分のまわりの環境もよき方向に自然と変化していくということが、最近とてもよくわかってきました。

　ラージャ・ヨガとの出会いがなかったら、私はいまだ日々のストレスを抱え、もがいていたでしょう。皇村先生ご夫妻に感謝の気持ちでいっぱいです。

3章

自分大好き！魔法の心をつくる

自分が好きっていえますか？

さてさて、引き寄せヨガ実践編はいかがだったでしょうか。すでにいくつか試されてみましたか？

中には、一度試しただけで、するっと願いが叶っちゃった！　人生変わっちゃった！　なんて人もいるかもしれません。そういう方はぜひ、私たちにお手紙などをお寄せいただけたらと思いますが、「まだ手応えがないぞ！」「ちっとも変わってないぞ！」という人もいるかもしれませんね。でも、安心してください。この章では、引き寄せヨガの効果をさらに高める、とびっきりの秘密をお伝えしたいと思います。

いきなりですが、あなたは「自分が好き！」っていえますか？「自分、大好きだよ～♡」って胸をはっていえるでしょうか？

「なになに？　ヨガに自分が好きも嫌いも関係あるの？」と思うかもしれません

が、実は引き寄せヨガには大いに関係あるのです。どうでしょう、あなたは自分が好きですか？

自分を好きな人は、いつだって幸せな気分でいられるものですよね。**あなたが「あー幸せ〜！」という気分のときは、とってもリラックスしているはずです。**引き寄せのためにリラックス状態がかかせないことは、お伝えしてきたとおりです。つまり、**引き寄せ力とは、幸せな気分をキープしつづける力ともいえるのです。**逆にいえば、あなたの「幸せな気分」が、幸福な状態、つまり「幸せなあなた」を引き寄せます。

ですから、自分を嫌いな人は幸せになれません。そういう意味で、引き寄せと自分が好きかどうかは大いに関係があるのです。

でも「自分を好き」ってあらためて考えると、なかなか、むずかしいことかもしれません。

「もっと顔が小さければいいのに」「目が大きければいいのに」「足が長ければいいのに」といった容姿のことにはじまり、「なんでいつも同じミスばっかりするんだろう」「どうして要領悪いんだろう」「いつも三日坊主」「物忘れが激しすぎる」「すぐカッとして怒っちゃう」「ほんとはイヤなのにイヤっていえない」などなど、自分の性格や能力を不満に思うこともあるでしょう。

だれでも欠点のひとつ、ふたつあって当たり前です。自分のことがまあまあ好きとか、好きな部分と嫌いな部分がある、という人が大半をしめているのではないかなと思いますが、ここで申し上げたいのは、ヨガで欠点を直して自分を好きになりましょう！　というお話ではありません。

いつも自分のことばかり話している「私！　私！」的な人っていますよね。SNSに、「今どこどこに向かって電車に乗っていまーす」とか、「今何を食べている。おいしい！」とか、「今日はこんなすごいことがあった!!」とか、一日に何度も何度も投稿する人がいます。

その人はとても前向きで積極的な性格なのかもしれません。SNSを日記代わりに使っているのかもしれませんし、できるだけ沢山の人と幸せをシェアするつもりで投稿しているのかもしれません。もちろん人それぞれですから自由です。

そういうタイプの人は、まわりの人からみて「あの人って自分大好き人間ね」とも思えます。でも、自分が大好きそうだから、そうした人のすべてが引き寄せ力が高いかというと、実はそうでもありません。人生がうまくいかず、かえって不幸に見舞われていたりする場合もあります。

本人の心の奥底をのぞいてみると、愛に飢えている子どものように「つねに誰かに認めてもらいたい」「気にかけてもらいたい」と、不安でいっぱいなのです。そのことに本人が気づいていないケースも多々あって、だから、「もっともっと私を見て！ほめて!!」とアピールがエスカレートしてしまうのです。

それでは、どこまでいっても自分に満足できませんよね。「自分を本当に好き」なわけありませんし、認めてもらうために心の中はいつも闘っていて穏やかではないでしょう。それではどんなにまわりからはリアルに見えたとしても、本人は幸せではありませんよね。

ではどうしたらいいでしょう。自分が好きかどうかよくわからないとしても、とりあえずリラックスしてみれば幸せな気分になれます。そしてリラックスといえばヨガなのです！

たとえ今あなたが自分のことが嫌いだとしても、くりかえしくりかえしヨガでやさしく自分をゆるめると、あなたはだんだんありのままの自分を受け入れられるようになります。そしてどんどん自分が好きになっていくのです。

「健やかな心」は最強の引き寄せパワー!

自分が好きになると、あなたはさらにリラックスしやすくなります。そしてますますヨガで自分をゆるめることができるようになります。実はヨガを実践することと自分を好きになることはタマゴとニワトリのような関係なのですね。

この良循環のサイクルに入ることさえできれば、しめたもの。幸せな気分でいる時間がどんどん増えていきますから、あとは勝手に引き寄せ力がアップしていきます。

当然、いいこと嬉しいことがたくさん起きはじめます。あなたは、**今の自分をそのまま受け入れることができ、いつも心が健やかで、何が起こっても感謝の気持ちで**

「これでいいんだ」と思える自分にある日気づきます。これこそが、自分を本当に、心の底から好きといえる状態です。

そうです！　イントロダクションでお伝えした、とても深くて細やかなレベルで「心が健やか」になる。このラージャ・ヨガが目指すスピリチュアルに心が健やかな境地こそ、自分を心から好きになるための正しい道であり、魔法の心をつくる強力なツールになるのです！

上司に身に覚えのないことで怒られても、いきなりゲリラ豪雨に見舞われても、楽しみにしていたデートがキャンセルになっても、お財布を落としても、いつだって心が静かな湖のように澄み渡っていたら、どんなことが起こっても、へっちゃら。自分でいることが頼もしいし、自信をもって前に進むことができます。

どんな結果になっても恐れや不安で心が乱されることがないということですから、逆にいろんなことに果敢にチャレンジしていけるようにもなるでしょう。

食事に誘いたいイケメンがいたとして、「どうしよう、どうしよう、私なんてどうせダメ〜」とか何ヶ月も悩んでいるうちに、友達にとられちゃったなんてこともなくなります。軽い気持ちで誘って、もし「ごめんね」と断られても、3歩で忘れて次にいくぞ！　くらいの気持ちになれるのです。

仕事だって同じです。どうしても就職したい会社の面談があるとか、絶対モノにしたい大きなプレゼンがあるとか、そういうときに限って、緊張してしまってちゃんとアピールできなかった、なんてこともなくなるでしょう。

いつも心が健やかであれば、瞬間、瞬間、ありのままの自分で最高の結果をだせるようになるのです。そんな自分ってステキですよね。

よく見せようとカッコつけたり、デキる人に見せようと背伸びしたり、いい人に見せようと八方美人になる必要はまったくなくなります。そういうふりをすることは、やってる本人がいちばん疲れるし、なんだか虚しくもなるものです。今日からそういう自分とも、キレイさっぱりさよならしてしまいましょう。

ヨーガ・スートラは元祖引き寄せ本!?

そもそも、なぜヨガが「スピリチュアルに健やかな心」の状態を目指すのか、気になる人もいるかもしれません。その答えは、『ヨーガ・スートラ』というヨガの根本経典に書かれています。

『ヨーガ・スートラ』はアーサナ辞典のようなものじゃないの？　と思っている人もいるかもしれませんが、**実はこの『ヨーガ・スートラ』こそ、世界最古の元祖引き寄せ本といっていいものなのです！**　宇宙の法則（ダルマ）にしたがった生き方のヒントが満載で、今ふうに表現すれば潜在意識の活用法がこと細かに書かれています。

「まったー！　それは違うわ。私は『ヨーガ・スートラ』を勉強しています。そんなことひとことも書いていませんよ！」と、異論反論が出そうなところです。その気持ち、わかります。私たち夫婦もヨガをはじめたころは、ヨーガ・スートラにそんなすごいことが書かれているなんて思いもしませんでした。

ここで少しヨガのルーツについて、説明させてください。

ヨガはもともと口伝で人から人へと受け継がれてきたのですが、今から2300年ほど前（紀元前4世紀頃）に、パタンジャリ（インドの文法学者）という人が、ヨガの教えを最初に体系的にまとめ、そこから紀元後4〜5世紀くらいにかけて、現在のかたちの『ヨーガ・スートラ』になったといわれています。


『ヨーガ・スートラ』はヨガについてまとめられたインド最古の文献ですが、『ヨーガ・スートラ』が生まれるずっと前に書かれた、『ヴェーダ聖典』というものがありました。

『ヴェーダ聖典』はシュルティ（天啓書）といって、作者は人間ではなくて**神様からのメッセージをそのまま書きとめたもの**とされています。ここがポイントです。ヴェーダ聖典に書かれているのは、人知を超えた神様の智慧なのです。

『ヨーガ・スートラ』は、シュローカという195行の詩からなる格言集です。はっきりいって量は大したことありません。内容がとてもシンプルなので、いろいろな聖者さまがあとから解説書も書いています。

4つの章に分かれていて、第2章に修業の内容が簡単に書かれています。それを整理してまとめたものが**アシュタンガ**といわれるものです。

ここでいうアシュタンガとは、アシュタが数字の「8」、アンガが「枝」を意味し、**ヨガの道における8つのステップ（八支則）**のことです。

この8つのステップは段階を踏んだヨガの練習方法であり、修練の8つの状態を示すものです。そもそもは、**この8つのステップに従って修行する伝統的なヨガのことを指して、ラージャ・ヨガと呼んでいました。**ややこしいですが、近年になってS・Kパタビジョイス氏が作ったパワーヨガ系の流派のひとつアシュタンガ・ヨガとは別物です。

現在、ヨガにはさまざまな流派がありますが、この8つのステップはどの流派にも共通の概念とされていて、流派ごとにアレンジされています。つまり、**8つのステップは、ヨガの目指すゴールに向けてすべきことがステップバイステップではっきり示されたもの**なのですね。

次頁で、8つのステップを簡単にご紹介しましょう。

ヨガの8つのステップ

社会生活を送るうえでの心得	調整法
1　ヤーマ　禁止事項 他の人や社会に対して守るべきこと。具体的には、暴力をふるわない（非暴力）、嘘をつかない（正直）、盗まない（不盗）、性的欲求におぼれない（禁欲）、物欲にとらわれない（不貪） **2　ニヤーマ　お勧め事項** ふだんの生活で心がけるべきこと。具体的には、身体や身のまわりを清潔に保つ（清浄）、必要以上にぜいたくをしない（知足）、自分を鍛錬する（努力）、精神的向上に努める（学習）、神様に献身的な気持ちを保つ（帰依）	**3　アーサナ　坐法・体位法** 瞑想のためのポーズ

身体の	内的世界との架け橋の役割	完全に内的世界とつながっている状態
4　プラーナーヤーマ　調気法 呼吸を通して気をコントロールする方法	**5　プラティヤーハーラ　制感** 感覚をコントロールする（制御法）こと **6　ダーラナ　疑念** 一点に集中すること	**7　ディヤーナ　静慮** 瞑想状態のこと **8　サマーディ　三昧** 瞑想の最終段階。悟りの境地。神様（宇宙）と一体になること

聞き慣れない言葉がでてきていると思いますが、それを今全部覚える必要はありません。安心してください。

ここで、あなたに把握しておいてほしいのは、引き寄せ力をアップするために「自分を本当に好きになる」ためのポイント。そのためにヨガで「心が健やかになる」方法を知るということだけです。

「じゃあ、まどろっこしい説明はいらないじゃない」と思うかもしれませんが、そこは少々お付き合いいただければと思います。

このヨガのルーツや『ヨーガ・スートラ』に書かれている真実を正しく知るだけで、人の意識というものはがらりと変わるのです。

このように**知識をベースにして左脳で論理的にものごとの本質を悟っていくことは、ギャーナ・ヨガ（知性のヨガ）といってヨガ修行のひとつ**でもあります。

今まで真実だと思っていたことが、実は違った。「へ～、そうだったんだ！」とあたらしいことを認識すると脳は軌道修正され、それまでとは別の思考回路をつくり出します。そんな人間に元から備わった力を使わない手はありませんよね。

ヨガが単なるエクササイズではなく、本来は願望成就の魔法の杖になるのだと知ることで、変化はもうすでに、今この瞬間もあなたの中ではじまっているのです。

ヨガの目的は、神様にアクセスすること！

話をもどしましょう。この8つのステップは、本来はどれかひとつをやればいいというものではなく、1から8までがひとつの大きな流れです。8を目指しながら、日々1から7を行いましょうということです。

どうでしょうか。8には「悟りの境地」なんて書いてあります。つまり、本来のヨガはエクササイズ的な運動を目的にしたものではないということが、わかっていただけると思います。

ヨガの本来の目的は、瞑想を深め、神様とつながるためのものなのですね。

神様⁉　いるかいないかよくわからない、目に見えないものは信じないという人もいるでしょう。**この神様というのは、実はここまで何十回と登場している、潜在意識のことなのです。**

つまり、瞑想にふか〜く入ることができると、潜在意識にアクセスできるというわけです。そしてその深い瞑想の境地というのは、もう筆舌につくしがたい、なんとも気持ちがよく、安心できるところです。その状態は、無条件の幸福感で〝至福〟と表現したりもします。ずばりスピリチュアルに健やかな心の状態、ピースフルそのものの、安らかな心なのです。

自分の内側にそのようなところが存在しているという体験をすると、外側の世界にどんな悲しみや苦しみがあろうと、そこにもどっていけばいいのですから、いつだって穏やかで健やかな自分でいることができるようになります。

いつも笑顔で、「私ってサイコー！」が当たり前。ありのままの自分で、楽にシンプルに生きられるようになります!!

それこそが、本当の瞑想の効果であり、ヨガの目的なのです。

そして、ヨーガ・スートラ第3章の「ヴィブーティ・パーダ」には、ヨガの引き寄せ効果についてもしっかり書かれています。

「ヴィブーティ」というのは「神様からの恵み」という意味の言葉です。ヨガ行者たちが修行して神様から恵まれるものは、シッディ（神通力）という言葉で表現されています。いわゆる超能力、霊能力といった特別な力です。ヨガを極め瞑想を深めていくこと、つまり**スピリチュアルに健やかな心の状態をキープすることで授かることができる特別な恩恵**について、かなり具体的な例がたくさん書いてあるのです。やはり、ヨーガ・スートラは願いを叶える引き寄せ本の元祖なのです！

「だったら、ヨガの練習なんかしないで、いきなり瞑想からはじめれば、ショートカットで神様にアクセスできるじゃないの？」と思いますよね。確かにそうできれば、どんなにいいでしょう。

ただ、人間というのは常に何か考えて、心をざわつかせているものです。

「おなかすいた」「眠たい」「あっちがいいな、こっちがいいな」と、心はいつも大忙しでさわがしいのです。現代人ほど誘惑は多くないにしても、昔の人も同じ人間ですから、心はつねに何かを考え、ざわざわしつづけていたことでしょう。

そのような心の状態で瞑想をしようとしても、実は全然深く入っていけないものなのです。だから、8つのステップには、7番目の瞑想に入るまでに6つも準備の段階が用意されているのですね。


このところ瞑想は、ビジネスマンのストレスマネージメントとして紹介されたり、有名アスリートの方がメンタル・トレーニングに取り入れていたりして、以前より身近なものになってきています。さまざまな瞑想法がありますので、いちがいにはいえませんが、たとえば、いきなり座禅を組んだり、座って静かに目をつぶることからはじめる瞑想というのは、正直なところ、難易度が高いと思います。いかにも瞑想しているという気持ちにはなれるかもしれませんが、理由は前述したようなことで、いきなり座って目を閉じたところで、そうそう意識は深く入っていけないからです。

ですから、座禅など他の形ですでに瞑想を習慣にしている方にとっても、ヨガの8つのステップを知ることは、さらに瞑想を深める大きな手助けになるはずです。

アーサナはたったひとつだった!?

ヨガといえばアーサナ（アシュタンガの3番目）で身体を動かすことだと思っている人が多いと思います。

しかし、なんとなんと、アーサナについて、『ヨーガ・スートラ』では195行中、たった3行しか書かれていないのです！

なにが書かれているかというと、「安定した快適な状態で座り、身体をゆるめて心を解放しなさい、そうすればアーサナに熟達することができますよ」という教えだけです。**具体的なアーサナについては、「足を組んで座ること」。これたったひとつだけなのです。**

太陽礼拝もヘッドスタンドも、英雄のポーズもありません。なんだか拍子抜けと思っている人もいるかもしれませんが、それが事実なのです！

ですから、最初のうちのヨガというのは、簡単なストレッチ程度のもので、あとはひたすら瞑想のために座っているだけのものだったのかもしれません。

では、今日みなさんがやっているクニャクニャと柔軟に身体を曲げてさまざまなポーズをとるヨガはいつ登場したのでしょう。

それは『ヨーガ・スートラ』から1000年以上後にできたハタヨガといわれるものが基礎となっています。

『ヨーガ・スートラ』には、アーサナについて〝瞑想のために座っている状態〟としか書いてありませんから、のちのちのヨガ関係者たちがどうやったら深い瞑想状態になれるのか試行錯誤するなかで、だんだん身体をメンテナンスすることが大事と気づいたのでしょう。おそらく、その結果できたのが、ハタヨガだと考えられます。

しかし、身体中心のハタヨガが今日的な大発展をしたのは、当然といえば当然かもしれません。なぜなら身体の感覚は圧倒的で、しかも、成果が目に見えてあらわれやすいからです。

そして徐々に、「いかにポーズをとるか」「身体が柔らかいほうがいい」「ポーズはきれいにみせなくては」というようになっていったのだと考えられます。

その結果、ヨガの本質である「瞑想を深めるためのもの」という部分が抜け落ちて、肉体的な操作を重要視するたくさんの流派ができていき、やがて欧米人の介入によりビジネス化していって、今日のシステマチックでエクササイズ的なヨガが世界にひろがっていったのです。

このところ経済発展いちじるしいインドですが、「最近、本場ニューヨークのヨガをはじめたの～」なんてはしゃいでいる若い世代のインド人さえいるくらいです(笑)。

日々の心がけが引き寄せ力アップの鍵

とはいえ、いきなり目を閉じて、瞑想をしたところで、そう簡単にはふか〜いところ、すなわち神様（潜在意識）のところにはいけないよ、と先ほどお話ししました。

では、具体的にどうしたらいいか。

スピリチュアルなレベルで自分を健やかにするには、ヨガの8つのステップ（P108）の1と2、ヤーマ、ニヤーマが使えるのです。

ヤーマ、ニヤーマをもう一度、おさらいしてみましょう。

1　ヤーマ　禁止事項

他の人や社会に対して守るべきこと。具体的には、暴力をふるわない（非暴力）、嘘をつかない（正直）、盗まない（不盗）、性的欲求におぼれない（禁欲）、物欲にとらわれない（不貪）

2　ニヤーマ　お勧め事項
ふだんの生活の中で心がけるべきこと。具体的には、身体や身のまわりを清潔に保つ（清浄）、必要以上にぜいたくをしない（知足）、自分を鍛錬する（努力）、精神的向上に努める（学習）、神様に献身的な気持ちを保つ（帰依）

もともとヨーガ・スートラの教えは信仰を目的とした修行のためのものなので、ちょっとストイックな印象を受けますが、引き寄せ体質になるためのライフスタイルのヒントとしてとらえてください。**とにかく日々の心がけがとても大切**ということなんです。

引き寄せ力アップのためには、自分が大好きで、いつでもどこでも、どんなときでも幸せな気分でいることが必要です。ヤーマ、ニヤーマはそのための教えなのです。

人の悪口や陰口、文句や愚痴をいったり（言葉の暴力）、妬んだり恨んだり（思いの暴力）、嘘をついたりというのは、どう考えてもよくないことですし、本人も幸せな気分でいられません。

また、他人の物を盗むことはしなくても、人のアイデアを勝手に使ったりしていませんか？　約束の時間に平気で遅れて相手の貴重な時間を盗んでいませんか？　いつも遅刻していると相手から信用されませんから、幸せな気分でいられませんよね。

異性との関係に振りまわされていたり、強欲だったりしていませんか？　人や物に執着したり、何かに依存すると、それはあなたの弱点になりますから、やはり幸せな気分でいられません。

笑顔がない、あいさつしない、不潔、マナーが悪い、生活が不規則というのはもちろんよくありません。そんな自分だったら嫌ですよね。

逆に、いつも笑顔で、やさしい態度や言葉づかいで人と接し、正直で節度がある人ってステキだと思いませんか。清潔で身ぎれいで、近くにいるとバラの花のようないい香りがして、自分を向上させるための学びと努力を惜しまない人って憧れます。それが自分だったら絶対大好きになりますよね！

日常的なレベルでのヤーマ、ニヤーマの例、**気持ちよく幸せな気分になるための習慣**は、具体的にたくさんあげることができます。

・いつも笑顔でいる
・やさしい態度や言葉で人と接する
・人のためを思って行動する
・いつもまわりの人、物、出来事に感謝する
・相手との約束を守る
・玄関やトイレの掃除をする
・欲ばらない
・暴飲暴食はしない
・文句や愚痴、人の悪口をいわない
などなど……。

あなたが幸せな気分でいるときに出している波動には、願いを引き寄せる力があります。こういうことを心の指針として毎日すごしていると、心の在り方が自然と整って、いつも幸せな気分でいつづけることができるのです。

「全部はとてもムリムリ！」という人は、少しだけ幸せな気分になれる小さなことからはじめてみましょう。たとえば身のまわりを清潔に保つことをしてみましょう。「毎日仕事場のデスクを整えて、パソコンにお礼をいってから帰宅する」など日課として決めてみるのです。

掃除というのは、心の整理整頓にとても役立ちます。断捨離がこれだけ流行っているというのは、掃除をすると気持ちがいいことを、多くの人が実感しているからです。目の前のモノを片づけることで、心の中も片づけられるのですね。

ちなみに、断捨離でベストセラー作家になったやましたひでこさんも、もともとヨガの先生です。高野山の宿坊に泊まったことが断捨離のきっかけとなったそうですが、真言密教のルーツはヨガですから自然な流れということですね。

年末の大掃除を済ませると、本当に清々しい気持ちで新年を迎えられます。毎日大掃除をするのは無理かもしれませんが、どこか1ヶ所、仕事場のデスク、玄関、トイレなど、どこでもいいですから、必ず毎日掃除すると決めて実践してみてください。

自分を好きになる魔法の習慣

私たちは自らの体験にもとづいて、次の3つをみなさんにおすすめしています。この3つを徹底的に実践したところ、奇跡のようなことが次々と起こりピンチをラクラクと抜け出せた経験があるからです。もちろん、ヨガの教えの実践と引き寄せ力アップのために今もつづけています。

◎自分を好きになる魔法の習慣
・愛のある態度、言葉、思いやりを心がける（非暴力）
・相手やまわりのためを思って行動する（利他）
・よいことも悪いことも感謝して受け取る（感謝）

1つ目の「非暴力」から説明していきましょう。文字通りの暴力行為がダメだということに説明はいらないと思いますが、相手に迷惑をかけること、ルールを守らない、マナーの悪さ、下品な態度、意地の悪い態度、笑顔がない、あいさつしない、ブスっとしているなども、広い意味で暴力に入ります。

それから言葉の暴力には、悪口はもちろんのこと、陰口やうわさ話、嫌味、愚痴、泣き言など、マイナスの言葉はすべて含まれます。

そして思いの暴力には、恨み、妬み、怒り、憎しみ、許せないなど、マイナスの思いはすべて含まれます。ただし、健全なライバル心はプラスのエネルギーですから、もちろん大切にしましょう。

神様（潜在意識）の世界では主語がありません。すべてはつながっていて「個」が存在しないからです。相手に向けたものは、そのまますべてあなた自身に返ってきます。ですから、マイナスの態度、言葉、思いで一番ダメージを受けるのは、実はあなた自身であることを忘れないでくださいね。

特に注意しなければいけないのは、相手に対する暴力の前に、まず自分に対する暴力を即刻やめなければならないということです。

自分に厳しすぎたり、がんばりすぎたり、無理をしたり、自分を大切にしないこと、自己評価が低い、自分が嫌いなどは、すべてあなた自身への暴力です。自分からの暴力に傷ついているあなた自身に早く気づいてあげてください。

こんな自分、あんな自分、嫌いな自分、ダメな自分、いろんな自分をすべてゆるしてあげましょう。決して裁いてはいけません。

2つ目の「利他」ですが、「すべての人を愛しなさい」といきなりいわれたら、「え〜っ、そんなこと無理!」って思いますよね。

自分が大好きな人は、自然に他人を祝福することができます。つまり、先ほどと同じ理屈で神様（潜在意識）の世界では主語がありませんから、他人の幸せを願うことは自分の幸せを願うことなのです。逆に他人が嫌いな人は、自分が嫌いということになります。

ですから、他人を愛することは自分を愛することにほかなりません。その意味で、すべての人を愛して利他的に生きなさいというのは、**全部、自分のためにやればいい**のです!

3つ目の「感謝」は、ニヤーマの5番目「神様に献身的な気持ちを保つ」にあたります。すべてを神様にお任せした状態で、よいことも悪いことも神様のプレゼントとして感謝の気持ちで受け取るということです。

日本にも「人間万事塞翁が馬」という格言がありますね。幸せが不幸に、不幸が幸せにいつ転じるかわからないのだから、目先のことで一喜一憂するべきではないというたとえです。

宇宙は愛と豊かさのエネルギーに満ちていて、そこには〝真善美〟しか存在しません。起こることはすべて、あなたにとって最高最善の結果なのです。もっと豊かで幸せになるために、すべてを感謝の気持ちで受け取りましょう。

この3つすべてでなくてもかまいません。まずは1つだけでも実践してみてください。

守ってほしいのは、自分の気分やちょっとした疲れくらいで放棄しないことです。この決めたことを毎日の日課にするのは、タパス（苦行）といわれる立派なヨガの修行なんです。このタパスが重要で、**小さなことの積み重ねで、感情にとらわれるこ**

とのない、ブレない心が育ってきます。

ニヤーマ（P108）の3つ目に書いた「自分を鍛錬する」というのがタパスなのですが、一般的には「苦行」と訳されています。そのため何か辛くて苦しい修行をしなくてはいけないと勘違いされがちです。でも、**本来の意味は「コツコツと努力をつづけること」。継続は力なりという教え**なのです。

実は、このタパスの効果はとてもすごいんです。私たちのまわりで、俗に成功者といわれる方たちは、仕事でも趣味でも、コツコツ、コツコツ、地道に積み重ねるということを、本当にしています。彼らはこのタパスによって、大きな富や社会的成功を引き寄せているのです。

「じゃあ、タパスだけでも十分じゃない」と思うかもしれませんが、コツコツと努力して社会的成功や経済的成功を手に入れても、もし家族や健康を犠牲にしてしまうことがあっては、豊かで幸せな人生とはいえません。

それでは、カルマをつくってしまいます。この宇宙にはカルマの法則というものが働いています。自分の蒔いた種は、自分で刈りとるということです。つまり、せっかく成功を引き寄せても、宇宙の法則（ダルマ）に反したやり方では結局、苦しみとして返ってくることになり、引きもどしにあってしまいます。何事もバランスが大事、やり過ぎは禁物ということです。

タパスの対象は、掃除に限らず、勉強でも、ピアノのレッスンでも、それこそヨガでもけっこうです。ただし、大切なのは人からいわれたり強制されてするのではなく、自分から決意して自発的にタパスすることです。

決意とは、あなたの内なる神様との約束です。それをきちんと守ることで、つねに神様と向き合うことになるのですね。

タパスを成功させるコツは次の2つです。

- **無理なことは決意しない**
- **無理なくつづけられるまで習慣化する**

あなたは豊かで幸せな人生を送るために生まれてきました。だから、苦しんではいけません。わざわざ、辛くて苦しいことにタパスする必要なんて全然ありません。かえって、引き寄せ力がダウンしてしまいます。まず自分の幸せについて考えてください。けっして自分に無理はさせず、いつも幸せな気分でいられることを最優先してものごとに取り組みましょう。

宇宙は日々同じことの繰り返しです。地球は規則正しく自転し、規則正しく太陽のまわりを公転しています。今日は疲れたからゆっくりまわろうとか、同じ方向ばかりで飽きちゃったから今日は逆にまわってみよう、なんてことは一切ありません。**宇宙の法則にしたがって生きるために、規則正しい生活を心がけましょう。**楽しく毎日同じ時間に同じことをする、その生活習慣を徹底することがタパス成功の秘訣です。

素直に自分を受け止めれば、自分を好きになれる

ただ、ヤーマ、ニヤーマを行う際に注意することがあります。たとえ表面的には人の悪口を言わず、陰口もたたかず、人のために行動していたとしても、本音の部分で

「なんで私が……」と不満だらけだったり、「どうせ私なんて……」と自分を卑下していたり、過去への後悔や将来への不安を抱えつづけているようだと、引き寄せヨガの心の在り方としてはよくありません。

ヤーマ、ニヤーマの教えの実践は「身口意《しんくい》」が基本です。身口意とは行為（身）、言葉（口）、思い（意）、すべてのレベルで実践するということです。**神様はあなたの本音を決して見逃しません。**潜在意識に届くのはあなたの本音の部分ですから、あなたが心の奥底で思っていることが引き寄せられて実現します。

行為や言葉のレベルがいくらプラスでも、心の中がマイナスの思いでいっぱいだとしたら、引き寄せられるのはマイナスの現実です。だから、引き寄せ力をアップさせるには、いつも心健やかに幸せな気分でいることが必要なのです。

たとえば、あなたの同僚があなたより先に出世した場合を考えてみてください。あなたは悔しくて、「これからいよいよ大変だね。私はごめんだわ」と、ついイヤミ混じりの声をかけてしまいます。そして家に帰ってから、祝福の言葉ひとついえなかった自分を責めてしまったとします。

悔しくてイヤミをいうことが心の在り方としてよくないのはもちろんですが、感情的になってイヤミをいう前に「私は悔しいんだ」と自分の気持ちを素直に受け止めることが大事なのです。

そうすると、同僚に向いていた意識の矢印が自分に向けられます。自分を客観的に眺めている状況です。まず、ありのままの自分に気づいてあげましょう。すると、あなたは感情的にならずにすみますし、これが自分を大切にすることに、ひいては自分を好きになることにつながります。

COLUMN 1

人間馬車説

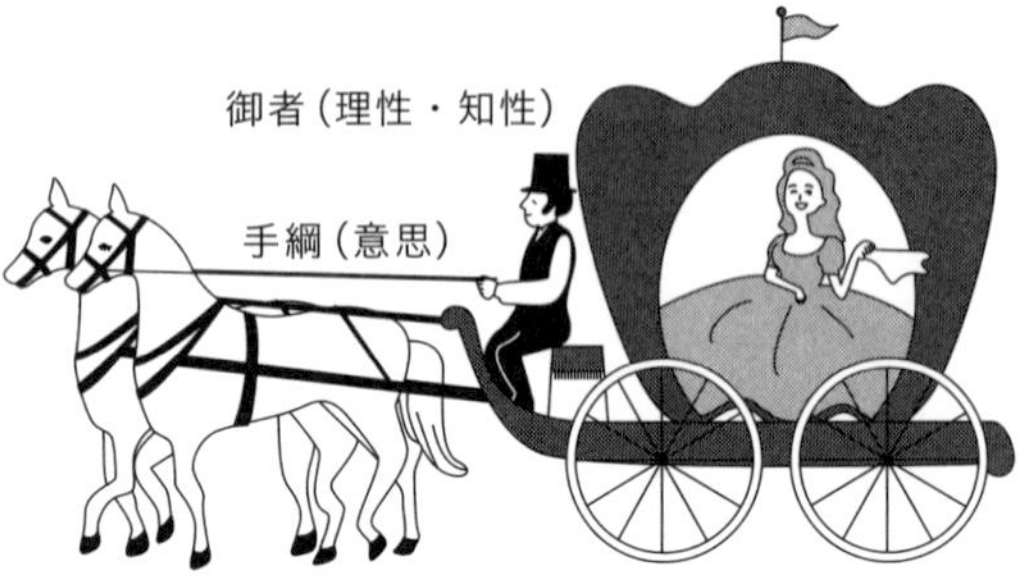
主人（魂）
御者（理性・知性）
手綱（意思）
馬（五感・運動器官）
車体（肉体・生気）

ヨガの哲学では「人間馬車説」といって、人間の存在を馬車にたとえます。

人間馬車説では五感は馬、喜怒哀楽の感情は手綱にたとえられます。つまり、手綱を上手くさばいて（＝感情を上手くコントロールして）暴走している馬をおとなしくさせる（＝五感が外の世界にふりまわされないようにする）のです。

感情のスイッチが入りそうなときは、対象との間にスペースをつくりましょう。客観視するために少し手綱をゆるめて距離をとるのです。

毎日いろいろあって当たり前ですし、いろんな人と関わるでしょう。「悔しい」とか「憎たらしい」とか「頭にくる」と思うこともときにはあると思います。そう思ってしまうものはしょうがありません。

でも、いちいち落ち込んだりしないで、自分の中で一度客観視し、ちゃんと自分の気持ちを受けとめてあげることです。**つねに自分の気持ちに素直でいればいい**ということなのですね。そして、受け止めたらその気持ちは手放します。

たいていの場合、自分の素直な気持ちを認めた時点で冷静になれるものですが、まちがっても「悔しいと思う自分、サイテー」とか「怒ってばっかりの自分、サイアク」とか、「今日の私の心の在り方、0点」とかいうふうに、自分を責めてはいけません。

マインドがさわいでいて全然ヨガ的じゃありませんし、そうやっていつまでも自分のダメなところをむし返したり、つっつくようなことをしていると、ずっと表面的な浅い意識のところで負のループにはまってしまいます。

これでは「いまのダメな自分のままでいられますように」と神様にマイナスのお願いをしているのと同じですから、本当の意味で心の在り方はよくなっていきません。

なによりそんな自分は、自分がいちばんイヤだと思います。「自分が好き」とは逆のことをしているわけで、どんどん嫌いになってしまいますよね。

神様（潜在意識）は万能ですから、どんな願いも叶えてくれます。嫌いな自分に意識を向けてイヤな気分でいるとサイテーの自分、サイアクの自分、0点の自分が引き寄せられて実現してしまいます。

しかも、神様はプラスの願いもマイナスの願いも利息をつけて返してくれる場合が多いので、すぐに気持ちを切り替えて、なりたい自分のイメージや幸せな気分になることを考える習慣をつけましょう。


ヨガの教えでは、現実をあるがままに受け入れ、ありのままの自分に気づくことの大切さが説かれています。でも、ありのままの自分を冷静に分析してみたら、自分の夢や目標には手が届きそうもないなと感じてしまう人もいるかもしれません。

でも大丈夫です。ヨガは引き寄せの元祖ですから、その一方で、自分がなりたいと思ったり達成したいと思うことは必ず叶うとも教えているからです。

セルフイメージを素直に変えられる人は、イメージどおりの人生を引き寄せることができます。人間**素直だと、神様もどんどん願いを叶えてくれる**のですね。

自律神経は神様の通り路

自分を責めつづけたり、自分を認められなかったり、嫌なことをがまんしたり、無理をして生きている人は、いつも心と身体が緊張しています。

そういう人は、つねに外界に対して戦闘状態にあるようなものですから、ますますリラックスすることができなくなってしまいます。

そこにまた、鬼上司にどっさり残業をいい渡されたりして、「ハイッ！」と顔ではニッコリしながらオッケーしても、内心では「もうイヤ〜、私ばっかり!!」と怒りと不満に呑み込まれてしまい、上司を恨んで帰りにやけ酒をあおっちゃったりしたら……。ますます疲れて、今度は身体が重くてヤル気が出ない、朝起きられない、会社に行きたくないという負のループにはまってしまうことでしょう。

このとき身体に何が起きているかというと、自律神経のバランスが大きく乱れているのです。神経とは文字どおり神様のエネルギーが流れる経路です。自律神経のバランスが乱れてしまうと、身体は本来の機能を失い健やかさを保つことがむずかしくなります。

そして、魂の容《い》れ物である身体が健やかさを失うと、健やかな心の状態を保つことができません。当然、幸せな気分でいることなんてできませんから、引き寄せ力も大幅にダウンしてしまいます。

こういう負のループ状態からは、なんとしても抜け出す必要があります！

お伝えしてきたように、**願望の宣言は、心と身体がくつろいでいるとき、つまり気分よくリラックスしているときにもっとも潜在意識にダイレクトに届くからです！**

負のループに陥って、リラックスできない、だるくて何もヤル気が起きないというのでは、願望をいくら唱えても、いつまでも叶わないかもしれないということです！

そして願望がなかなか叶わないと、だんだん必死になってきます。そして、ついには願望が執着に変わってしまいます。すると、願いはますます叶いません。あ～～、そんな状況、本当に考えたくもないですよね。

こんな状態から抜け出すためにも、まずやらなくてはならないことは、**外側に向いている意識を内側に向ける**ことです。なぜなら、自律神経の状態が大きく乱れてしまったそもそもの原因は、実は意識が外側に向き過ぎているからなのです。

ですから、何か嫌なことがあったら、感情のスイッチが入る前にまず意識を内側に向けて「私、嫌なんだな」という**自分の思いを冷静かつ客観的に眺め、ありのままの自分を素直に認めてあげる**ことです。

仕事はお徳積みのチャンス！

ありのままの自分を素直に認めたら、あとは仕事だからと割り切って、テキパキやるだけです。

目の前の仕事をつべこべ言わずに、たんたんとこなすというのは、**カルマ・ヨガ（行為のヨガ）といって、行為を通してものごとの本質を悟っていく、これも立派な**

ヨガ修行のひとつなのです。ヨガ的な視点で見ると、無私の奉仕に一生を捧げたマザー・テレサは、カルマ・ヨガの達人ということになります。

カルマ・ヨガでは、結果はすべて神様におまかせ。**結果に対する執着を捨てて、見返りを求めずに目の前のことにベストを尽くす**ことがポイントです。日本にも「人事を尽くして天命を待つ」という格言がありますよね。

もしイメージできるなら、上司から命令されたのではなく、もっと大きな存在からやるべきことを与えられたと考えてみてください。目の前の仕事はあなたが神様から与えられた使命なのですから、とにかくやらなくちゃいけないのです。

あなたもマザー・テレサになったつもりで、目の前の小さなことに大きな愛を込めて取り組みましょう。

徳積みとは、誰かを幸せな気分にしてあげることです。鬼上司を喜ばせるぐらいのつもりで、「仕事はカルマ・ヨガ、お徳積みっ！」と考えておけば、どんどん仕事をくれる鬼上司が、そのうちお釈迦様に見えてくるかもしれませんよ。

実は、結果を意識するのをやめて目の前のことに集中すると、逆に望んだ以上の結

果が出てしまうのが宇宙の法則なのです。

望んだ以上の結果というのは、「なんで私が」とか「どうせ私なんて」といった小さなエゴを手放したときに神様から贈られてくるプレゼントです。神様に選ばれて「させていただく」という大きな使命感で取り組めば、いつのまにか、仕事で評価されて、あれよあれよと出世しちゃうなんてことも起こる可能性大です。

そうなれば引き寄せ力はますますアップ。ヨガの引き寄せの波に乗ったも同然です！

最近の研究でこんな発見がありました。「ストレスは身体に悪い」と考えている人に対してストレスはマイナスに働き、「ストレスは身体によい」と考えている人に対してストレスはプラスに働くことがわかったのです。

「気の持ちよう」という言葉がありますが、まさにそのとおりなのですね。引き寄せ力アップは、「心の在りよう」それに尽きます。

自分を客観視できれば、心をコントロールできる

内側に意識を向けて客観的に眺めると、気持ちがクールダウンするとお伝えしましたが、この「眺める」というのがポイントで、実はこの行為自体もすでに瞑想だといえます。

つまり、**瞑想の本質は心静かに眺めることであり、心をコントロールすること**なのです。

コントロールというと、何かしら自由がきかない状態だと感じてしまう人がほとんどだと思います。しかし、それは表面的な理解にすぎません。思い通りにコントロールできることを自由自在っていいますよね。実は、**コントロールを極めていくと私たちは本当の意味で自由になれる**のです。

でも、注意してください。自由自在であることと、「自由で勝手気まま」であることとは似て非なるものです！

また、いまの自分をありのまま受け入れることと、「好き勝手なことをやっていいんだ」とか「わがままをいっていいんだ」も違います。

「自由でいいよ」「何やってもいいよ」と子どもを育てたらどうなるでしょう。やりたい放題、わがまま放題で、とんでもない大人になってしまうかもしれません。

自分をコントロールできない人、つまり自制心のない人間は、そのままにしておいたら、人生がうまくいかないのは明らかですよね。本人だって、それを幸せで満足な状態とは感じないと思います。

瞑想が最終的に目指すところは解脱といわれる大きな悟り（大悟）の境地ですが、それは小さな悟り（小悟）の積み重ねによって達成されるものです。ですから、ものごとを眺めることは〝気づき〟であり、小さな悟りであるのです。

一つひとつのものごとを客観視することで心をコントロール下に置き、つねに自制心を働かせて感情的にならない練習をつづけていくと、つまり小さな悟りを積み重ねていくと、やがてあなたはいつでもどんなときでも心静かに冷静な状態、心が何ものにも巻き込まれない状態でいられるようになります。

これこそが**完全に心が自由な状態、大きな悟りの境地**なのです。

ですから「眺めることは瞑想、小さな悟りっ！」と知っておけば、目の前の鬼上司は悟りへの階段に早変わり。ビッグチャンスです。どんどん仕事をくれる鬼上司が、またまたお釈迦様に見えてくることでしょう。

ただし、眺める対象は自分であることを忘れないように。決して鬼上司の顔を無表情で眺めてはいけません（笑）。自分自身を静かに眺めつつ、鬼上司にはニッコリとさわやかな笑顔で対応してください。

やがて、自分をコントロールできるようになると、仕事でも、家庭でも、恋人関係でも、どんな問題が起ころうが、何をしようが、いつだって心は平和で、ゴタゴタの渦に巻き込まれることがなくなっていきます。それが本当の意味で「ありのままの自分」の姿なのです。

COLUMN 2

セルフコントロールの重要性〈マシュマロ実験〉

1972年、スタンフォード大学の心理学者ウォルター・ミシェルは、有名な「マシュマロ実験」を行って、子ども時代の自制心と将来の社会的成果の関連性を調査しました。

子どもの前にマシュマロをひとつ置き、実験者は「私はちょっと用がある。それはキミにあげるけど、私がもどってくるまで15分の間食べるのを我慢してたら、マシュマロをもうひとつあげる。私がいない間にそれを食べたら、ふたつ目はなしだよ」といって部屋を出ていくという実験です。意地悪ですよね（笑）。

その結果、就学前における自制心の有無は十数年を経た後も持続し、マシュマロを食べなかった子供の方が周囲からより優秀と評価され、大学進学適性試験（SAT）の点数も平均210ポイント高かったそうです。しかも、さらなる追跡調査で、この傾向が後のち生涯にわたって継続していることが明らかになりました。笑えませんね。

ラージャ・ヨガでは、各次元の自己を段階的に制御しながらセルフコントロール力《りょく》を養います。ヨガをすると豊かで幸せな人生が引き寄せられるのも納得ですね。

よいと悪いは同じこと

嫌なことに巻き込まれない心をもつことが理想というのは、わかりやすいかもしれませんが、逆に好きなことの場合はどうでしょう。

人に迷惑をかけずに楽しく好きなことをするのは、もちろんいけないことではありません。あなたが幸せな気分であるかぎり、どんどんやってください。でも、少しだけヨガの観点からお話しさせてくださいね。

みなさんは幸せにも種類があることをご存知ですか。それは**「条件付きのハピネス」**と**「無条件の至福」**です。

実は、喜びすぎて人生がマイナスになってしまうというのは、ない話ではありません。たとえば、ゴルフでホールインワンをして喜びのあまり心臓発作を起こすとか、ギャンブルで大当たりしてハメを外しすぎて大けがをしてしまうとか、高額な宝くじに当選して逆に人生がダメになってしまうとか、世界の仰天ニュース的なことは実際にあります。

こういった「福転じて災いとなす」の結末になってしまった原因が何かというと、これらがすべて条件付きのハピネスだからです。意識が外側に向いているので、心が巻き込まれて外側の事象にふりまわされてしまっているのです。

たとえば、あなたの心がお金に結びついていれば、お金があるときは幸せですが、お金がなくなったら不幸せになります。あなたの心が社会的な地位や肩書に結びついていれば、立派な肩書があるときは幸せですが、その肩書を失ったら不幸せになります。あなたの意識が恋人に結びついていれば、ラブラブのときは幸せですが、ケンカしたら不幸せになります。

こういった場合、あなたが幸せな気分でいられるかどうかは、すべて外側の条件次第です。**引き寄せヨガの教えでは、いつでもどんなときでも幸せな気分でいることがポイント**ですから、引き寄せの心の在り方としては、NGですよね。

これに対して無条件の至福は、外側の事象に影響を受けることは一切ありません。だって無条件なのですから！　この至福という状態は、とても深くて静かな幸せ体験です。引き寄せヨガの教えが目指しているのは、もちろんこちらです。

至福という言葉はよく深い宗教的体験を表現するときに使われますが、そこまで真剣に考える必要はありません。とりあえず、「なにかイイことないかなぁ……」と外側にばかり向いている意識を、自分の内側に向ける練習からはじめてください。

そうです、あなたのやることはさきほどの「眺める」瞑想のときとまったく同じです。まずは眺めることで心をコントロール下に置く練習をしましょう。これが最終的には、もっと本格的な深い瞑想状態、至福体験につながっていきますから、あせる必要はまったくありません。あせると遠まわりになってしまいますからね。


引き寄せに大事なのは幸せな気分でいることですが、実は**心静かな幸福感がいちばんパワフルな状態**なのです。ですから、よいことでも、悪いことでも、自分の喜怒哀楽の感情にやたらに引きずられることこそが問題なのです。

いいことがあれば、そのときはもちろん喜んでかまいません。でも、そればかりに執着はしないということです。反対に、猛勉強したのに試験に落ちたとか、恋人に振られたとか、どん底に突き落とされるようなことがあったとしても、自分の心を客観的に眺めることができれば、立ち直りはすこぶる早くなるのです！

ヨガ的には、いいことがあっても、悪いことがあっても、いつも幸せ。「これでよいのだ！」というのが理想なのですね。あなたが豊かで幸せな人生を引き寄せたいのであれば、決して波乱万丈の人生に憧れたり、悲劇のヒロインになってはいけません！

ヨガの教えでは二極の対立と表現しますが、結局のところ「よい」と「悪い」は、表と裏、勝ち負け、損得、優劣のような背中合わせの関係にあります。一般的に喜怒哀楽のうち、喜と楽はよい印象で、怒と哀には悪い印象がありますが、ヨガの視点から見たらすべて同じ「感情の波」ということになるのです。

たとえば、あなたの会社にとって好都合なことが、ライバル会社にとっては迷惑だったりすることはよくあると思います。買いそびれた靴があってがっかりしてたら、翌週セールになって再登場して得したとかいうこともあるかもしれません。

つまり、現状だけを見て、よい悪いと判断したり、その時の感情に一喜一憂することと自体、そもそもあまり意味がないのです。かえって、心に必要のないダメージを与えることのほうが多いかもしれません。やはり「人間万事塞翁が馬」なんですね。

ヨガや瞑想を正しくやっていると、体験した物事はそのまま受けとりますが、そこに自分がまったく巻き込まれなくなります。

そして、「この世は心の合わせ鏡」と前述したように、**自分の心がいつも静かで平和という状態になれば、心の中の状態が現実の世界をつくり出しているわけで、自分のまわりにはいつも静かで平和な世界ができてくるのです。**そうなれば、どんどん居心地がよくなって、ストレスフリーの毎日がやってきます。

逆に、仕事だったり人間関係だったり病気だったり、まわりのものに振りまわされている人は、自分の中がどこかさわがしいのです。

波乱万丈の人生を送る悲劇のヒロインタイプの人は、感情の波が激しくて自分をコントロールすることができないので、まわりの出来事に翻弄されているのですね。

実は、それはまわりの人や環境のせいではなく、本人がそのような人生をつくりあげているのです。どこかで無意識にそういうものを求めていたり、自分が悲劇のシナリオを書いてそういった現実をつくり出しているということです。

あなたが悲劇を求めているのであれば、それは仕方ありません。でも、辛くて苦しいのであれば、あなたの手で書き換えてください。人生のシナリオを書き換えられるのは、あなた本人だけだからです。

今、あなたがどんな状況でも、どんな問題を抱えていても、大丈夫です。安心してください。

すでにいろいろ書いたことを、できればぜんぶやってほしい気持ちでいっぱいですが、私たち自身の実際の体験にもとづいてアドバイスさせていただくと、自分を好きになる習慣（P123）をどれかひとつ心がけているだけでも、十分効果はあります。

実は、あなたはすでに現実を引き寄せています。なぜなら**引き寄せの法則は、重力のように常に働いている**からです。それはすべての人に平等に働いている力で、あなたのまわりだけ働かないなんてことは絶対にありません。

ですから、あなたの人生はあなたの思考が引き寄せられて現実化したものであって、その意味では、あなたの願望はすでに叶っているのです。

もしあなたが今の人生が気に入らず満足できていないとしたら、それはあなたが心の奥底でマイナスの波動を出しているからなのです。深くて細やかな心のレベル

引き寄せ力UP&DOWNのしくみ

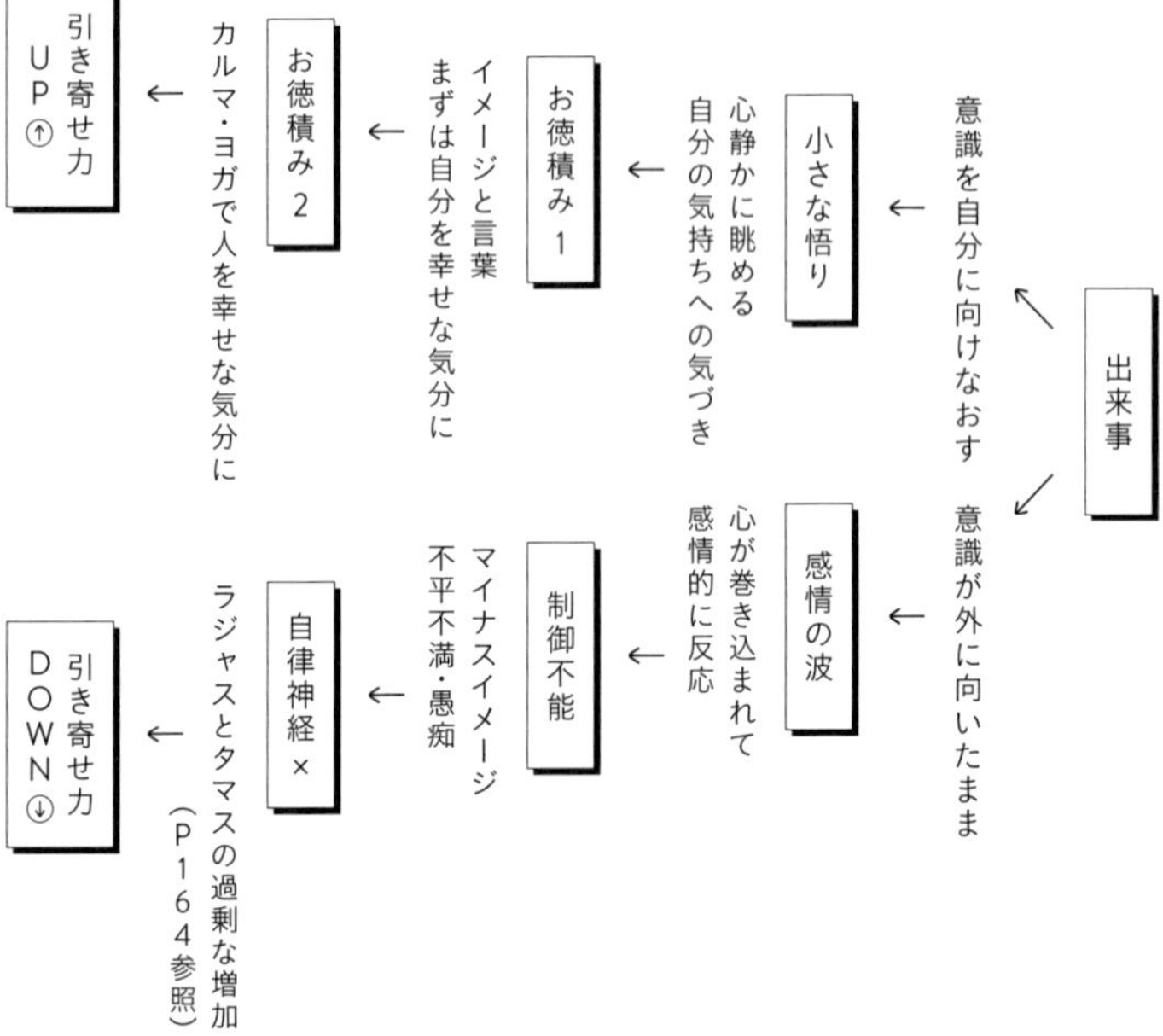

で、あなたは自分のことが気に入っていません。だから願いどおりに、あなたにとって気に入らない人生が引き寄せられて実現しただけなのです。

でも安心してください。絶対に大丈夫です。

さきほども説明したように、引き寄せの法則はすべての人に平等に働いています。だから、引き寄せ直せばいいのです。

まずは1週間だけでもかまいませんから、自分を好きになる習慣をひとつだけでもつづけてみてください。自分を好きという〝魔法の心〟のすごい効果を実際に体験してしまいましょう！

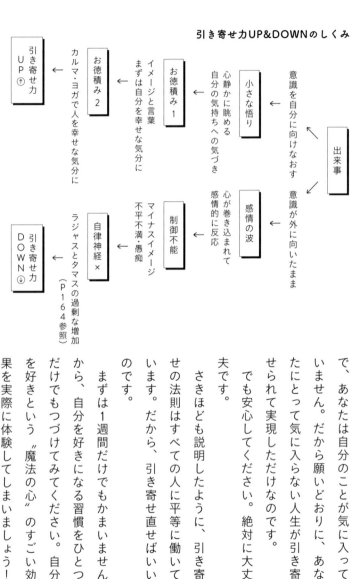

まとめ

引き寄せ力アップのための心の習慣

◎自分を好きになる魔法の習慣を行う

・愛のある態度、言葉、思いやりを心がける（非暴力）
・相手やまわりのためを思って行動する（利他）
・よいことも悪いことも感謝して受け取る（感謝）

◎何かひとつでもいいから、コツコツと日々努力を続ける

・タパスというヨガの修行になります

◎結果を期待せず、目の前のことをたんたんとこなす

・カルマ・ヨガ（行為のヨガ）をしていることになります

◎自分の感情を客観的に眺める

・心を「眺める」ことは瞑想のひとつです。仕事中でも、いつでもどこでもできます。心をコントロールできるようになると、本当の自由に近づきます

＊できることからはじめてみましょう

COLUMN
3

人間五蔵説

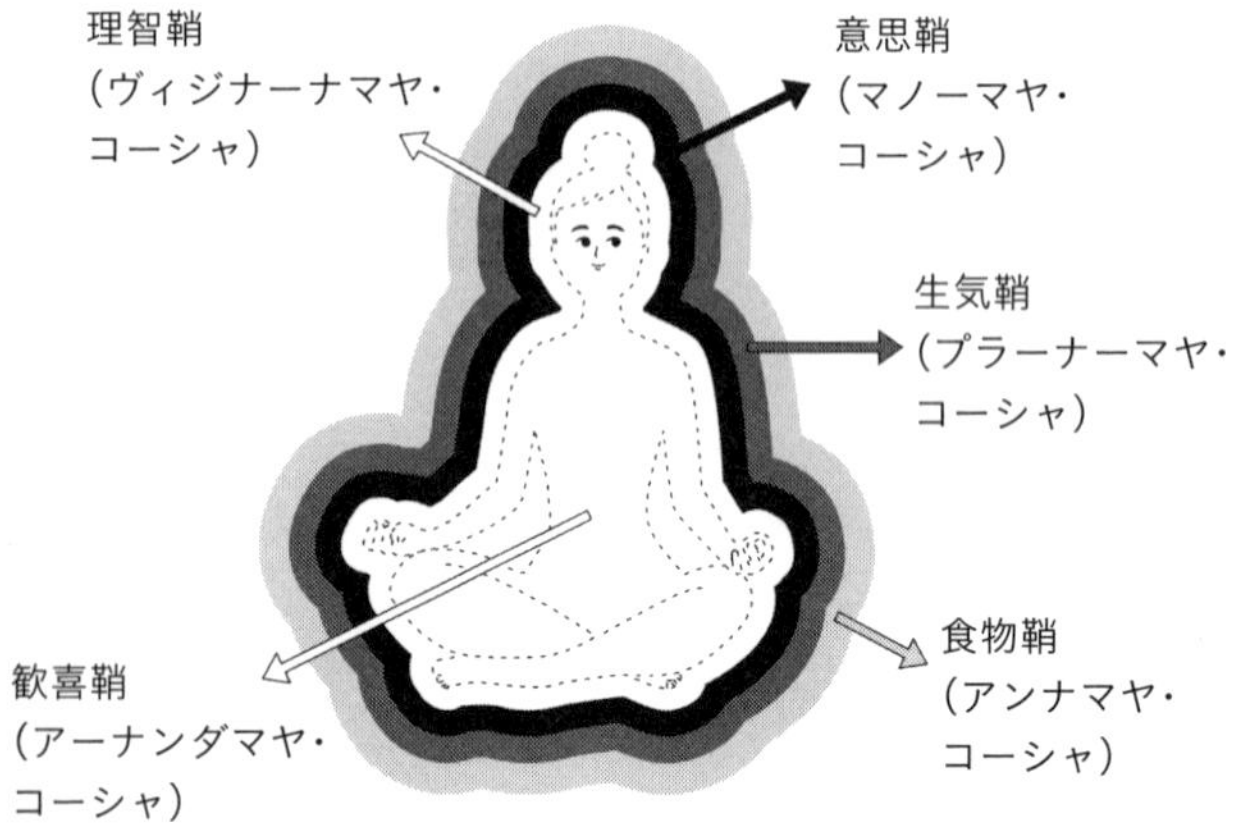

ヨガには人間五蔵説といって私たちの存在は5つのエネルギーの層で構成されているという考え方があります。

　この人間観ではエネルギー的な細やかさの度合いに従って、5つの層を食物鞘《しょくもつさや》、生気《せいき》鞘《さや》、意思鞘《いしさや》、理智鞘《りちさや》、歓喜鞘《かんきさや》の順番に並べて説明しています。物質である食物鞘（肉体）がもっとも粗いエネルギーの層で、魂あるいは神様にいちばん近い歓喜鞘がもっとも細やかなエネルギーの層です。

　五感は肉体である食物鞘に属し、喜怒哀楽の感情は意思鞘に属します。つまり感情は外側から3番目の層でその内側にはまだ2つのさらに細やかなエネルギーの層があるのです。

さきほどの2種類の幸せを人間五蔵説で説明すると、「条件付きのハピネス」は意思鞘レベル、「無条件の至福」は歓喜鞘レベルということになります。

ハピネスは至福に比べるとエネルギー的に粗いものなのですね。だからつねに感情の波に左右されてしまいます。しかしエネルギー的にもっとも細やかな歓喜鞘は、名前のとおり歓喜で満たされています。とても深くて細やかな心のレベルですから、その幸せ感はまわりの影響を受けない絶対的なものなのです。

湖を想像してみてください。水質が悪かったり湖面が波立っていたりしたら、どんなに頑張っても湖底に沈んだ美しい宝石を見ることはできませんよね。つまり、心が健やかさを失っていて喜怒哀楽が激しいとしたら、深くて細やかなレベルの歓喜鞘にアクセスして神様につながることはできません。

逆に、**身体も心も健やかで感情の波をコントロールした状態であれば、心の深いレベルから自然と歓喜の思いがわき上がってくるのです!**　これが無条件の至福です。

至福に包まれたあなたは、美しいものは美しい、うれしいことはうれしい、悲しいことは悲しいと素直に感じます。まわりの環境に左右されないぶん、対象に対してまっすぐ、繊細に向き合うことができるようになります。

COLUMN

4

ヨガと瞑想で脳の形も変わる！最新科学の見地から

このところ、脳科学の分野でもヨガと瞑想の効果が実証されてきています。

不安や恐怖、悲しみといった感情を司っているのは、脳内に左右ひとつずつある1・5センチほどの扁桃体というアーモンド形の神経細胞の集まりなのですが、扁桃体をコントロールしているDLPFC（前頭前野背外側部）の機能が低下すると、扁桃体は暴走しはじめます。これがうつ病の正体です。

また、DLPFCは痛みを感じる神経回路もコントロールしていて、不安や悩みなどがあるとDLPFCがうまく働かなくなるということが、最近の研究からわかってきました。

たとえば、以前に腰痛を経験した人が、いつ襲われるかわからない痛みを恐れて暮らしていたりすると、DLPFCの機能が低下して、脳内につくられた痛みの回路を抑えることができなくなります。すると、本当は腰はちっとも痛くないのに、脳が架空の痛みを生み出すのです。

悩んでばかりで気分の切り替えができず、何も手につかないなんてことがある人は、DL

PFCが弱っているのかもしれません。ほうっておくと、ますます落ちこんで疲れ果て、自分が嫌いになってしまうでしょう。

でも、DLPFCを鍛えることができれば、扁桃体の暴走を阻止できます！　ネガティブな考えにとらわれることも減り、ストレス全般に強くなるわけです。

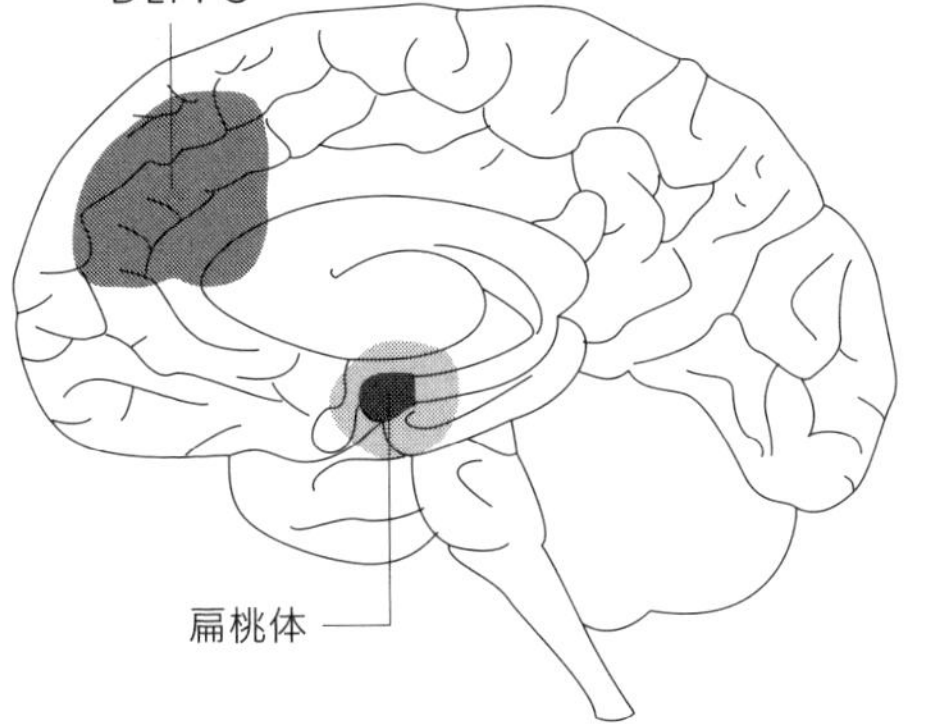

前向きな言葉を使うとDLPFCは元気になります。 言霊《ことだま》といって言葉には力があるからです。専門的には認知行動療法という呼び方をしますが、カウンセリングで前向きな気持ちになるよう訓練すると、弱ったDLPFCを活性化させることができるのです。

でも心が巻き込まれてしまっている状態で、いくら前向きな気持ちになろうとしても、それってなかなかむずかしい場合もありますよね。まずは冷静さを取りもどす必要があります。

そこで「眺める」瞑想です！　DLPFCは前頭葉の外寄りに位置しているのですが、これに対し

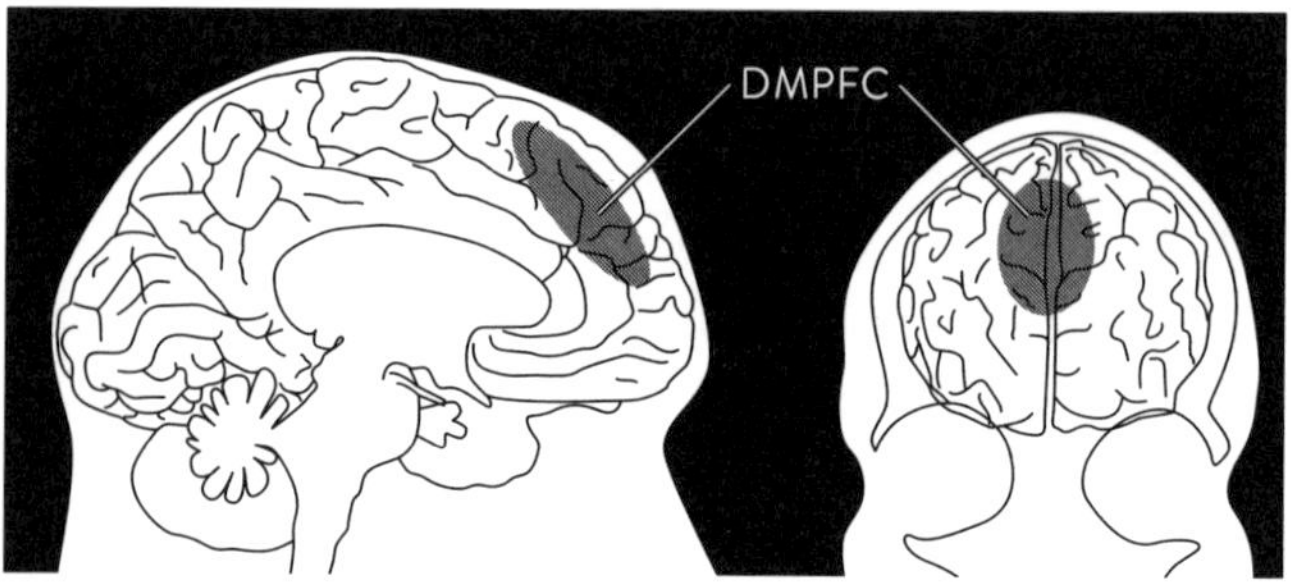

て、前頭葉のちょうど真ん中にＤＭＰＦＣ（前頭前野背内側部）という部分があります。ヨガの世界で「第三の目」と呼ばれているアジュナ・チャクラに対応するエリアですね。ここcon物事を客観視するときに働く脳の特別な部位なのです。

つまり、日頃から自分を眺めて客観視する習慣をつづけていると、前頭葉の血流が増えてＤＭＰＦＣが徐々に鍛えられます。その証拠に、ヨガや瞑想の達人といわれる人の脳を調べると、みんなニューロン（神経細胞）が増えてこのＤＭＰＦＣが厚くなっているのです！

客観視をすると前頭葉の血流が増えるというところがポイントです。脳の特定の部位に新鮮な血液が十分にいきわたると、その部位は活発に機能することができます。アーサナで身体を眺め、瞑想で心を眺めることで前頭葉の血流が増えるとＤＭＰＦＣだけでなく、扁桃体をコントロールしているDLPFCも元気になりますから、**そこで前向きな言葉の力を使えばネガティブな考えにとらわれることがなくなります。**

そして、言霊の力を使うためのマントラ（真言）ですが、たとえば銀座日本漢方研究所（現銀座まるかん）の創業者である斎藤一人さんが著書でおすすめされている言葉、**「うれしい」「楽しい」「幸せ」「愛している」「大好き」「ありがとう」「ついてる」「感謝します」「許します」**などが参考になるでしょう。

ヨガの世界では、短い音節だけのマントラを種子マントラ（ビージャ・マントラ）といってチャクラの活性化に使ったりします。DLPFCをいつも元気に保つために、こういった前向きになるプラスのエネルギーをもった短い言葉を、いつも口にする習慣をつけることをおすすめします。

私たち夫婦は、朝目が覚めたら「今日も素晴らしい一日がはじまりました！」とまず口にするのが習慣になってます。あと一日の中で何度も「神様の愛ですべてうまくいっています」というフレーズを繰り返しています。

どんな状況でも、前向きな言葉が無意識に口をついてでてくるようになると理想的ですね！　ついてる♪（笑）

引き寄せヨガ体験談 ⑥

倒産寸前の夫の会社が大躍進！

T・Sさん（40代）
経営者・僧侶

皇村先生との出会いは平成21年春先です。知人から東京に非常に面白い人がいるということでご紹介をいただいたのが皇村先生でした。先生のヨガはこれまでの私のヨガの概念を大きく覆すものでした。

まず本当の健康とは何か、自分への問いかけがはじまりました。特にスピリチュアルに健やかかどうか、というところが私には非常に重い課題となりました。

私はずっと父親との確執に悩まされてきたため、自分のルーツに感謝できるまでの心をその頃は持ち合わせていませんでした。そういう意味でも、私は真の健康とはほど遠いバランスの悪い状態でした。

自分自身の状態を知るためには、現実を見る勇気が要求されます。そういう意味で自分を見つめて変えていくことは簡単なことではありませんでした。しかし理屈ではなく、皇村先生のヨガを信じて、私はひたすら実践することにしました。

すると目覚ましい変化が次々と自分に起きはじめ、身をもってヨガの素晴らしさを体験することになりました。どのような変化が起きたか、一部ご紹介させていただきます。

① 倒産してもおかしくない状態だった主人が経営する葬儀会社の目覚ましい業績アッ

プ。ヨガの愛と感謝で莫大な借金を返済しつつ、中小規模ながら業界で注目される企業に成長。

②　主人の潰瘍性大腸炎（難病指定）の奇跡的完治。私の急性閉塞隅角緑内障の発症と手術体験、子宮頸がんのがん細胞が消えるなど。

③　仕事、物、将来的な目標など、こうなればいいなと思うことが次々に実現。大ファンの小田和正さんの音楽番組「クリスマスの約束」の観覧に当選。僧侶としてのデビュー、その他。

④　手術で自らの水晶体を失うも、その日を境に時空を超えるなど数々のスピリチュアルな体験が増える。

これらは、ヨガに通いはじめてすぐに起こりました。まず、皇村先生から指摘されて、社会的体裁にひどくとらわれていた自分に気づきました。

私の心の中には主人の会社のこと、自分の将来への大きな不安がありました。そして父親との確執など、自分の状態をさらけだして知ることは、本当に生みの苦しみのようでした。それまでの私は、心のどこかで常に相手からの見返りを期待して行動していました。結局、それまでの人生の苦しみの大きな原因はそれだったのです。

勉強をした、結果が出た、褒められたい、仕事で業績を上げた、評価されたいなど、すべて人からどう思われたいかということがベースにありました。私は私自身を大切にする、自分を愛するように他人に接し、物事に取り組めばそれでいい、結果や評価に執着しないようになりました。すると逆に、すべてが評価され、人からも愛され、仕事もうまくいき、望む結果を得られるようになったのです。

僧侶になった経緯も、自然の流れでした。なんとなくそういう話がくればいいなと思っていたら突然舞い込んで来たのです。そして、実際にご葬儀や法要に僧侶として参列するなど、これまでにない貴重な体験をすることができました。今はその経験を主人の会社に生かすことができ、すべてはつながっていたということを実感しております。

現在は夫婦でヨガの教えを日々実践しながら、まわりの人たちを幸せにすることを常に心がけています。私たちは万人を幸せにすることはできませんが、教えていただいたヨガの智慧を人生の支えとして、まわりの人たちとも分かち合う活動をしていこうと思っています。

4章

もっと引き寄せたいあなたへ

引き寄せヨガをつづけると……

さてさて、この最終章では、もっと引き寄せ上手になるための、とっておきの方法をお伝えしたいと思います！

もしここまでで引き寄せが上手くいかないという人も、大丈夫です。忘れないでいただきたいのは、効果を疑ったり、すぐに諦めたりしないことです。

ヨガは本来、神様（潜在意識）とつながるためのもので、競争ではありません。**まわりの人と比べたり、自分を責めたりすることは余計に神様との溝を深めてしまいます。**引き寄せ力とは幸せな気分をキープしつづける力のことですから、自分のペースで気持ちよくつづけることが何より大事です。

理想は、楽しんでつづけるうちに、なんだか引き寄せちゃった！という状態です。そうなれば、もうこっちのものです。あなたは間違いなく引き寄せ体質になっているということなのですね。

もしかしたら、この最終章を読むことで、パーッと心のモヤモヤが晴れ、すーっと神様にアクセスできるなんて人もいるでしょう。この章にあなたにとっての大きな気づき、つまり引き寄せスイッチが隠れているかもしれません。

安心していただきたいのは、「もっと引き寄せる」とはいえ、ここぞとばかりに難易度の高いアーサナをすすめたり、山奥のリトリートにお誘いするようなことは一切ありません。

読むだけでもっともっと引き寄せが上手くなってしまう可能性大！　では、最終章にまいりましょう。

心を純粋なエネルギーでフル充電する

もっと引き寄せ上手になるのに必要なこと、その答えを簡単にいってしまうと、「心にサットヴァのエネルギーを増やす」ということです。

ヨガの世界では、私たちの心をエネルギーの質で見ることができると考えます。その中で、サットヴァという、純粋で穏やか、喜びや愛に満ちたエネルギーがあります。

どんな人もサットヴァをもっていますが、ほかの騒がしいエネルギー「ラジャス」や、どんより怠惰なエネルギー「タマス」といったものも共存していて、ブレンド具合はまちまちです。

でも、このサットヴァは増やすことができます。**あなたの心がサットヴァでいっぱいになって「サトヴィックな状態」になると、引き寄せモード全開になる**のです。

ラージャ・ヨガの真の目的であるスピリチュアルに健やかな心の状態とは、実はこのサトヴィックな状態のことなのです。

「勝った、負けた」「よい、悪い」「好き、嫌い」「高い、低い」「得した、損した」「優れている、劣っている」といった二極の対立にとらわれた心というのは、とても不自由な状態です。

サットヴァが優位になると、そういう二極の対立に左右されない別次元のエネルギー状態になるので、余計なことに心が惑わされないのです。

サットヴァが増えると、生き方がシンプルになる

心にサットヴァが増えると、どんなことに対しても冷静に対応しながら、一方で快か不快かといった自分の気持ちにはっきり気づけるようになってきます。**自分の素直な心の声を聞いて、自分が一番幸せな気分でいられることを選び、自分に無理をさせない**ようになってきます。

幸せな気分をじゃまするものは自然と回避できるようになりますから、それは結局、自分をリスペクトする、大切にすることにもつながりますね。自分を大切にできる人は、他人のことも自然と大切にできるようになります。そうなれば、むやみに人に気に入られようとしたり、がんばって人脈づくりに励んだりしなくても大丈夫です。必要なものはすべて、幸せな波動で勝手に引き寄せられてくるということになるのです。

いわゆる聖者さまや解脱した人たちの心は、サットヴァでいっぱいのサトヴィック

な状態です。彼らは、ヨガや瞑想を日課にすることでサットヴァを増やし、悟りや解脱にいたったのです。

悟りや解脱というのは、すべてから自由な状態です。ひとりでいても、人といても、気持ちにまったく差がありません。自分という存在だけで完結していますから、究極のシンプリシティです。

「この世は心の合わせ鏡」ですから、自分との関係がシンプルになると、人との関係も、仕事の仕方なども、どんどんすっきりしてきます。

ふと気がつくと、ややこしいことが起こらなくなっていたり、面倒だなと感じていた人が自然と離れていったというようなことも起こるでしょう。

また、**自分自身の心がシンプルになるにつれて、小さなエゴは消えていきます。**自然と宇宙の法則にしたがって生きるようになりますから、出来事に過剰反応することが減って、他人や物事、あるいは自分の人生を無理矢理コントロールしようとか、この人と仲良くしておくとメリットがあるとか、相手の状況によって態度を変えたりするようなことに余計なエネルギーを使うことがなくなります。

サットヴァをフル充電するヨガと瞑想

具体的にサットヴァを増やすいちばんの方法は、やはりヨガと瞑想です。

今までお伝えしてきた引き寄せヨガのアーサナや心がけを実践すれば、確実にサットヴァは増えていくのですが、ここでは、さらにスペシャルなアーサナと瞑想をお伝えしましょう！

◎サットヴァを増やすスペシャル・ワーク

- **太陽礼拝のポーズ**
- **ソーハム瞑想**

太陽礼拝のポーズ（スーリヤ・ナマスカーラ）

一連のポーズからなる、動きのあるアーサナです。起床直後に、今日一日がはじまったことを宇宙に感謝し、神様との一体感を感じながら行います。

サットヴァを増やすには、数をこなしたりエクササイズのようにではなく、**自分に意識を向けながらゆったりと行う**ことが大切です。一日を爽快に幸せな気分でスタートさせましょう。

呼吸に合わせて、左右それぞれ1ラウンドをていねいに行いながら、その日の気分や体調、筋肉や関節の状態をチェックします。そうすることで自分に意識を向け、**自分を大切にする習慣**が身につきます。

■マントラ
スタートの前と一連の動作の終わりに合掌し、心を込めて次のマントラを唱えます。声を出さなくてもOKです。


【はじまりのマントラ】

今日も素晴らしい一日がはじまりました！　と感謝を込めて、スタート前に合掌。

「私は、今日一日、愛と平和を選びます」

「適切な思い、言葉、行為を選びます」

「成功と繁栄を選びます」


【おわりのマントラ】

太陽礼拝の最後に合掌。

「私は、宇宙とすべての人々に愛と感謝を捧げます」

「無限の富と光が私に降り注いでいます」

「宇宙は完璧で、私も完璧です」

START & GOAL

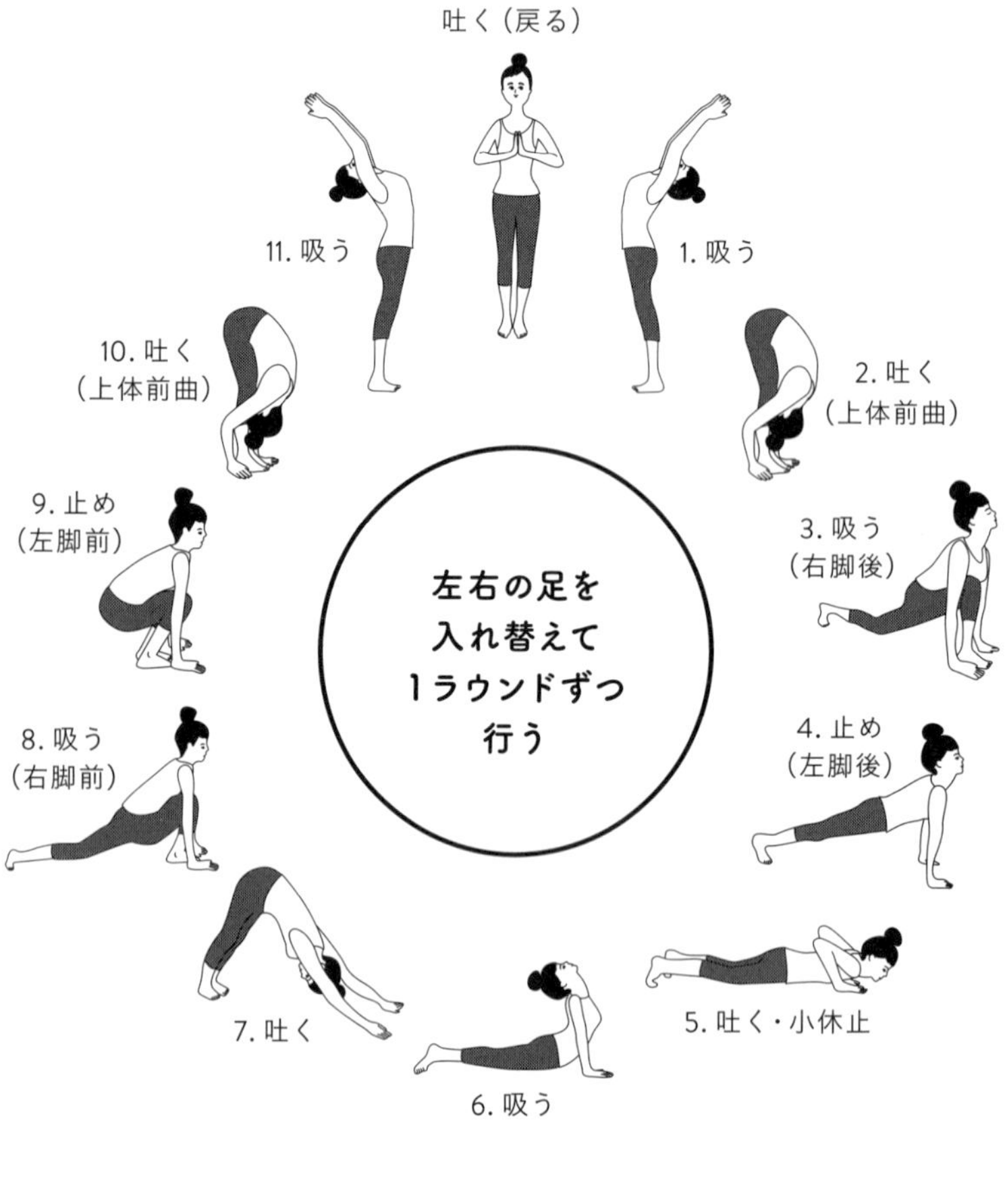
吐く（戻る）
1. 吸う
2. 吐く
（上体前曲）
3. 吸う
（右脚後）
4. 止め
（左脚後）
5. 吐く・小休止
6. 吸う
7. 吐く
8. 吸う
（右脚前）
9. 止め
（左脚前）
10. 吐く
（上体前曲）
11. 吸う
左右の足を
入れ替えて
1ラウンドずつ
行う

ソーハム瞑想

「ソー…ハム…」と心の中で繰り返しながら、ゆったりと呼吸をつづける瞑想です。「ソー」という音をイメージしながらゆっくりと深く鼻から息を吸い込み、「ハム」という音をイメージしながらゆっくりと鼻から息を吐きます。

大事なポイントは、「ソー…」で神様のエネルギーを受けとり、「ハム…」で神様にエネルギーをお返しするイメージで行うことです。

2章でお伝えした瞑想は呼吸に意識を向けていましたが、ソーハム瞑想は、ソーハムというマントラを使うことにより**プラーナという神様のエネルギー（生気）を取り込む**ことができるのです。より深い意識にアクセスできるのですね。

「ソーハム（so'haM）」は、分解するとサハ・アハム（saH aham）となります。〝サハ〟は『彼《かれ》が』、〝アハム〟は『我《われ》が』を意味し、この二つを並べると〝ソーハム〟という音になります。「彼＝我」を意味し、それは「神＝私」ということで、**神様と一体になれる瞑想**なのです。

私たちはエネルギーの海に暮らす魚のような存在です。いまあなたの立っている場所から宇宙の果てまで、途切れることなくエネルギーでつながっています。この根源的なエネルギーこそがプラーナなのです。

どんなに大きな乗物も、どんなに大きな船も、手元の小さなハンドルや舵で自由自在に操ることができます。あなたは世界という巨大な宇宙船の舵をにぎっています。正しく操縦すれば、運命も人生もあなたの思いのままなのです。

ソーハム瞑想は、夜就寝前や、起きて太陽礼拝のあとに行うとよいでしょう。時間は15分くらいからはじめ、じょじょに伸ばしていくといいと思います。卓越した人になると、あっというまに1時間経っていた、なんてこともあるくらいふか〜く豊かに感じ入ることができる瞑想です。

気をつけてほしいのは、いきなりソーハム瞑想から入っても慣れていない方は深い意識に辿りつかないということです。形ばっかりの瞑想をやっても仕方ありませんから、2章でお伝えした呼吸に意識を向ける瞑想に慣れてから行うようにしましょう。

私たちの正体は……神様!?

太陽礼拝も、ソーハム瞑想も、どちらもご存知の方がいると思います。特にヨガをやっている人は「なぁ〜んだ」と思うかもしれませんが、このふたつを〝正しく実践〟すると、あなたの心はサットヴァでいっぱいになって、引き寄せ力が格段にアップすること間違いなしです。

ところで、なにかスペシャルなことを教えてもらうと、それを必要以上にくり返す人が必ずでてきます。その気持ちはわからなくもないですが、これこそが〝落とし穴〟なのです。

いまから私たちがお伝えする大切なポイントをきちんと守らないと、このふたつを真面目に実践しても実はあまり効果がありません。サットヴァは、回数やテクニックやノウハウだけでは増やせないからです。

大切なポイントは、スピードとか効率とか量に意識を向けないということです。

サットヴァは神様に近いエネルギーです。だから、あなたが「もっと早く増やせないか」「もっと効率よく増やせないか」「もっとたくさん増やせないか」と考えたとたん、サットヴァは増えなくなります。むしろ減ってしまうかもしれません。

そもそも、ヨガや瞑想をやりすぎてストレスになってしまっては、それだけで確実に引き寄せ力は大幅にダウンですよね。やりすぎてもよくないし、足りなくてもダメだし、「やらなければ」という義務感でやるのもよくありません。

引き寄せがうまくいかないと、ときには、「なんで私はできないのかな？」とあせったり、「早く叶ってくれー‼」と腹を立ててしまうこともあるかもしれません。でも、よく考えてみてください。あせったり腹を立ててしまう本当の理由は、あなたが自分自身を信じる力、自分を信頼する力が弱いからです。

余計なことは考えずに、ちょうどいいペースでできるかどうかの鍵は、自分を信じて、今の自分をありのままに受けとれるかどうかです。

神様がチェックしているのは、あなたの信じる力だけなのです。

信じていれば、あなたは幸せな気分でいつまででも自分を待てるはずです。待ってあげられないあなたは、実は自分を信じる力が足りないのです。

お伝えしてきたように自分の気持ちを客観的に眺めてみましょう。まずは、「私は願いを早く叶えたいのね」「あせっているんだね」と認めます。そして、もっと自分を信頼してあげましょう。

そうやって、まずは自分の在り方を整えてからヨガと瞑想に取り組んでほしいのです。その繰り返しによって、あなたは確実に願望の成就に近づけることになります。近道を探すのではなく、遠まわりを避けましょう。それが引き寄せのコツです。

自分を信じることは神様を信じること

自分を信じる、自分を信頼するってなかなか大変なことですよね。でも、そもそも**自分とは一体誰のことなのでしょう？**

人間五蔵説についてはすでにコラムで説明しましたが、ヨガで考える人間の存在は、まずスピリチュアルな核である魂があって、それを精神や肉体が取り巻いています。そして、そうした一人ひとりが集まってできた集合体が社会です。ですから、あなたという存在はいくつかの側面をもっているのです。

ＯＬだったり、会社の経営者だったり、美容師だったり、芸術家だったりというのはあくまでも社会的な自分です。そのほかにも、妻の顔、母親の顔、娘の顔と、人は、ひとりでいろいろな顔（ペルソナ）をもつのが普通です。でも、どれも本当の自分ではありません。

肉体としての自分も生まれてから死ぬまでにどんどん変わっていくから本当の自分じゃないし、心としての自分もコロコロ変わるから本当の自分じゃない。

では、何が本当の自分かというと、すべて取り払って最後に残るものです。

ヨガでは、私たちが「魂」と呼んでいるのは内なる神様「アートマン」と表現します。「ハイヤーセルフ」と呼ぶ人もいます。

そして、**すべて取り払って最後に残るもの、それが大いなる神様の一部としての生命エネルギーである魂**なのです。つまり、魂としての自分こそ本当の自分というのが、ヨガの立ち位置ということになります。

私たちの本当の正体は魂であり、神様の一部なのです。

神様に360度見られてる！

「えー！　私たちが神様！」　あなたのまわりにハテナマークがいっぱいになっているのが見えるようです。

この**「外側の神様と内側の神様は同じひとつのもの」**というのが不二一元《ふにいちげん》という考え方で、神様と私はふたつに分けられないひとつのものという意味です。最近では、ノンデュアリティ（非二元）という言い方もされてますね。

8世紀にシャンカラというインドの思想家が確立したヨガの基本的な考え方で、**意識を内側に向けて瞑想を深め、内なる神様アートマンにつながれば、外側の大いなる神様ブラフマンにもつながることができる**というものです。

ヨガにおいて祈ることとは、神様にお願いしたり感謝を捧げるだけでなく、神様につながる行為でもあるのです。とにかく一生懸命に祈りつづけたら、内なる神様である

「本当の自分」を通して大いなる神様につながってしまうのですね。

これは**バクティ・ヨガ（信愛のヨガ）といって、神様を信じて愛する心を通して本質を悟っていくという、これまた立派なヨガ修行のひとつ**なのです。

引き寄せ力アップの方法である自分を好きになる魔法の習慣（Ｐ１２３）は、アシュタンガの8つのステップの1番目ヤーマと2番目ニヤーマをぎゅっと凝縮したものですが、これは、いってしまえば、いつも神様と一緒の感覚で生活するためにあるのです。**あなたの人生を神様との共同創造作業にするための教え**なのですね。

ですから、自分ひとりであっても神様が見ているので身ぎれいにするし、汚い言葉も使わないし、暴力的なこともしない、となります。神様と約束したことを、いつも神様と一緒に実践していることになるのです。

そして、不二一元の立場から表現すれば、**あなたを見ている神様はあなた自身**ということになります。日本語にも、「良心が痛む」「良心の呵責《かしゃく》」という表現がありますが、明らかにあなたの中に神様がいることが前提になってますよね。

ヨガではよく「観るもの」と「観られるもの」という言い方をします。つまり魂としての本当の自分が、心としての自分、肉体としての自分、社会の一員としての自分、そして世界を静かに見守っているのです。

ヨーガ・スートラでは、〝無智〟つまり智慧のない状態がすべての苦しみの根源であると教えています。この無智とは気が利かないとか、勉強が足りない、頭が悪いということではありません。

そうではなくて、〝無智〟とは自分でないものを自分だと勘違いしているという意味です。

ですから、**自分の正体は神様なんだ！　と気がつけば、あなたの苦しみはなくなるのですね。**

自分の内側に神様がいるということは、目の前の鬼上司にも、手ごわいクライアントの中にも、神様はいるということです。

ですから、どんな相手でも心が巻きこまれたり、いちいち目くじらを立てることなく、バクティ・ヨガで「相手の中の神様がやりなさいっていってるんだから……」ぐらいに受け止めて、あとはカルマ・ヨガの〝いまここ〟の精神でベストを尽くしましょうということなのです。

それが流れに任せるという本当の意味でもあります。流れに抵抗して幸せな気分を台無しにしているのは、実は相手ではなくて他でもないあなた自身なのですね。

つねに神様に「はいっ！」と元気よく返事をして受け入れ、変なエゴで抵抗しない。それがとてもヨガ的な在り方なのです。

何も特別なことをしようと思わなくても、**笑顔で返事をして目の前のやるべきことにベストを尽くせばいいのです。**たとえ失敗しても気にする必要はありません。ベストを尽くした結果であれば、だれもそれ以上のことはできないのですから。

自分ができることに真摯に向き合ってたんたんと行い、結果はすべて神様にお任せです。とにかく幸せな気分でありつづければ、あとは勝手に引き寄せて成功してしまうのです。それが宇宙の法則です。

あなたは自分の中の神様を通して、まわりの人の中の神様ともつながっています。いちいち、なにがどうなってといった細かいことや具体的なプロセスを考える必要はありません。すべては神様の粋なはからいですから、シンクロニシティがどんどん起きて、結果として、自分の必要なものが思い通りに外から舞い込んでくるのです。

そして、人の集合体が社会ですから、結局は自分の思い通りに社会が動くということになりますよね。それがまわりから見ると、「あの人は引き寄せている」ことになるのです。

宇宙は完璧で、あなたも完璧です。起こることはすべて、あなたにとって最高最善の神様からのプレゼントです。

神様を信じ、自分を信頼して幸せな気分でいつづけると、自然にサットヴァのエネルギーが心に満ちてきます。いつもサトヴィックな状態を心がけていると、ここぞというときにミラクルなパワーを発揮できます。それが大きな幸福を引き寄せる原動力になるのです。

自分を信じることこそ、真のスピリチュアル

ヨガは身体を使いますから、**自分自身の肉体が神殿で、その中に神様が住んでいる**という感覚に自然とつながっていくことができます。

頭ではなく身体を通して体験すると、信じることに理屈はいらなくなります。もしあなたが、神様や自分を信じるために、理由を探したり理屈を必要としているのなら、それは信じていないことになります。**愛も感謝も、そして信じることも、すべて無条件**なのですから。

引き寄せの力はあなたの中に眠っているスピリチュアルな力です。でも、真にスピリチュアルな力というのは、摩訶不思議なものではなくて、自分を信じる力なのです。

ヨガで女神になる！

自分を信じることができれば、いつだって健やかでいられるでしょう。そういう人の心は、間違いなくサットヴァで満ちあふれています。

本当にスピリチュアルな人というのは、いつも快活で、無理がなく、愛をベースに考え、行動をとることができる人です。いわば、女神のような存在です。


サットヴァを増やすことは、愛のエネルギーを増やすことです。宇宙は愛に満ちていて、愛しかありません。あなたの本当の姿も、実は愛そのものなのです。

宇宙は無限の愛で満ちています。あなたがそこからいくら愛を受けとっても決して減ることはありません。だから遠慮せずに、どんどん受けとってください。

むしろ、あなたが受けとれば受けとるほど、さらに愛は増えていきます。それが宇宙の法則です。

引き寄せヨガは愛なくしては完結しません。それは愛こそが神様のエネルギーだからです。

ヨガと瞑想で神様とつながって、神様がどれだけあなたを愛しているかに気づいてください。**神様の愛は無条件です。**だからどんなときでも、何があっても、神様はあなたを愛し見守っています。

でも、結局その神様はあなた自身なのです。

愛や喜びを取りもどすために、非凡なことを成し遂げ、自分は特別だと証明する必要はありません。

まずは、ヨガと瞑想で心身をリラックスさせ、居心地のよい自分と親密な関係を築くことからはじめてください。

やがて、不二一元の教えのとおり、自らのなかに、そして誰にでも、何にでも、その内側に神様を感じることができるようになるでしょう。

すべてはつながっています。あなたの意識が変われば、まわりも変わります。ヨガと瞑想を通して、あなたはすべてを変えていくことができるのです。
あなたには、この本がきっかけとなり、ぜひ唯一無二の自分の命を輝かせ、地上の女神になっていただきたいと思っています。

最後に振り返ると、あなたにもわかるはずです。
すべては、あなたと〝あなたの中の神〟との間のことで、あなたと他の人との間のことであったことは一度もなかったのです。

マザー・テレサ

おわりに

私、皇村祐己子がヨガに出逢ったのは20代のはじめでした。そのころの私は身体が弱く、健康になるために始めたのがヨガでした。おかげで丈夫になり、生きることがとても楽になったのですが、ヨガをしながら不思議に思うことがありました。それは、ヨガをすると健康になるだけでなく、劇的に人生がうまくいく人がいることでした。ヨガをしているだけであとは特別何もしていないのにどんどん奇跡のような幸福体験が起きる人を何度も目のあたりにすることがあったのです。

もともと病弱でいろいろな制約があった私は、「余計な苦労などせずに、思う存分好きなことをして健康で幸せな人生を手に入れることはできないかしら？　何か方法があるはずだ！」と、考えていました。

そんなある日、旅先でふらりと立ち寄った本屋さんで偶然見つけたのがマーフィー博士の本でした。私の頭の中で大きな化学反応が起き、文字通り天から降ってきたかのように、今まで漠然と考えていたことの答えが降りてきたのです。そう、ヨガの教えが、実は元祖「引き寄せの法則」であることに、気づいたのです。

今回の本で私たちは、誰も伝えなかったヨガの本当の姿、ごく限られた人々の間だけで密かに教え伝えられてきたその〝魔法の力〟について、できるだけやさしく書きました。

ヨガで身体からアプローチして、あなたの中に眠っている無限の可能性を引き出してもらいたい、奇跡のような豊かで幸せな人生を送ってもらいたい、運命は身体から変えていけると知ってもらいたい、この本はそんな思いから生まれました。

「引き寄せヨガ」はとても簡単ですが、ヨガ5000年の教えは、高度に完成された非常に奥の深いものです。頭で理解するだけではなく、繰り返し実践することが大切です。

ここに書いたことは、すべて「愛」という1つの方向を向いています。

あなたがこの本をゆっくりと繰り返し読みながらヨガの教えを日々つづけると、読み返すたびにシンクロニシティーが増えて、いまとはまったく違う人生を送っている自分に気づくことでしょう。1回読み返すごとに、あなたは自分が好きになって、自分の中が愛であふれていくのを感じるはずです。そして、ずっと望んでいたことが次々と、驚くほど簡単に実現するという体験をしはじめます。

あなたの身体は宇宙のアンテナです。もし、あなたがいろいろな成功法則や引き寄せの法則をためして効果がなかったとしたら、それはただアンテナの感度が悪かっただけなのかもしれません。

神様（潜在意識）は万能です。あなたの願いがどんなに現実的とは思えなかったとしても、身体からアクセスして引き寄せ体質になれば必ず望んだ以上の結果がもたらされます。そのためのテクニックをこの本から学んでください。けっして頑張る必要はありません。それは「呼吸をするように」自然なものです。

いつの時代も本物はシンプルです。引き寄せヨガは誰でも簡単に実践できます。あなたに必要なのは、たった1つだけ。すべてを神様におまかせすることだけです。

この小さな本があなたに大きな幸せと豊かさをもたらしてくれるものと信じています。

この本が生まれるにあたっての最高の引き寄せは、本書の編集者、林美穂さんとの出逢いです。何度も私たちのヨガ教室に通って、実際に「引き寄せヨガ」を体験したうえで出版のお声をかけてくださいました。初めての本の執筆に、やさしく頼もしく私たちをリードしてくださった美穂さんに、感謝の気持ちでいっぱいです。

また、美穂さんを笑顔で支えてくださった東洋出版の秋元麻希さんに心よりお礼申し上げます。そして、素晴らしい体験談を書いてくれた生徒さんたち、ヨガ教室やサロンに来てくれた沢山の方々、これまでご縁のあったすべての皆様に心から感謝いたします。

さらに、今回、光栄にも、日本の精神世界の第一人者である山川紘矢さん、亜希子さんご夫妻が帯に推奨文を書いてくださいました。お二人とは、地球シフトの日といわれた2012年12月23日にお逢いし、それがきっかけで私たちのヨガ教室「目覚めのためのスピリチュアル・ヨガ」が誕生しました。この運命的な出逢いがなければ、今の私たちは存在しません。心から深く感謝申し上げます。

最後に、大いなる神様、偉大なヨガの智慧を遺してくださった歴代の大師様方、そしてヒマラヤの聖者で私たちのお師匠である大覚者、故スワミ・ヨーゲシヴァラナンダ様に、心からの敬意と感謝を捧げます。

満月の夜に、アヴェマリアを聴きながら
愛と感謝を込めて
皇村 祐己子・皇村 昌季

著者紹介

皇村祐己子《おおむらゆきこ》
(Yukiko Omura)

青山学院大学卒業。フランス実存主義探求の果てにインド哲学ヴェーダの教えに辿り着く。20代はじめよりヨガと瞑想をライフスタイルのベースにし、同時期にマーフィー博士の成功法則と出逢う。以後、30年にわたりヨガと瞑想、マーフィー理論の実践をつづけている。ヒマラヤ聖者の伝統ヨギより聖名を拝受（聖名：Vinitakshi Devi／自由と謙譲の女神）。インド中央政府公認ヨガ・インストラクター、アカシック・リーダー、無条件の愛のヒーラーとして、すべての人が「内なる叡智」に目覚め、愛と豊かさと喜びに生きることをサポートしている。サトヴィックライフ・アカデミー代表

皇村昌季《おおむらまさき》
(Masaki Omura)

上智大学卒業。スワミ・ヴィヴェーカナンダ・ヨガ研究財団ヨガ・セラピスト養成コース修了。インド中央政府公認ヨガ・セラピスト＆インストラクター。日本ヨーガ療法学会所属。外資系企業勤務の後、独立。会社経営と両立させながら聖山カイラスをはじめヒマラヤへの巡礼も行っている。ディープヒマラヤの伝統ヨギとして聖名を拝受（聖名：Chitrananda Yogi／神の慈愛の歓喜に満ちるヨガ行者）。自らの神秘体験と科学的な知見にもとづいたスピリチュアリティについての講義が好評を博している。現在、都内某医科大学の大学院医学研究科に在籍し医学研究者の立場からもヨガと瞑想について探求中である。サトヴィックライフ・アカデミー主席講師
☆サトヴィックライフ・アカデミー　HP
http://www.ieta.jp/sala

身体《からだ》がゆるめば、
願《ねが》い事《ごと》がどんどん叶《かな》う

引《ひ》き寄《よ》せヨガ

発行日　　2016年2月24日　第1刷　発行
　　　　　2016年5月23日　第4刷　発行

著者　　皇村《おおむら》祐己子《ゆきこ》、皇村《おおむら》昌季《まさき》

編集　　林 美穂
デザイン　照元萌子（chanmone）
カバーイラスト　KINUE
中面イラスト　関根美有
写真　　清永 洋

発行者　田辺修三
発行所　東洋出版株式会社
〒112-0014　東京都文京区関口1-23-6
電話 03-5261-1004（代）　振替 00110-2-175030
http://www.toyo-shuppan.com/
担当　　秋元麻希

印刷　　日本ハイコム株式会社（担当：宮前諭裕）
製本　　株式会社国宝社

ISBN 978-4-8096-7822-6　C0095